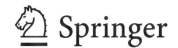

三叉神经痛
临床诊疗指南

Trigeminal Nerve Pain:
A Guide to Clinical Management

主编 ◎ [美] 阿拉·阿卜杜勒-埃尔赛义德（Alaa Abd-Elsayed）

主译 ◎ 彭 胜　马 逸　袁 越

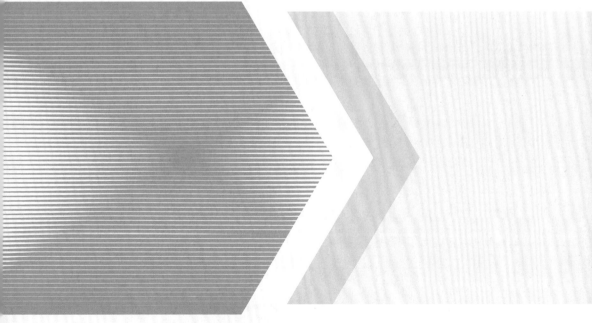

科学技术文献出版社
SCIENTIFIC AND TECHNICAL DOCUMENTATION PRESS

·北京·

图书在版编目（CIP）数据

三叉神经痛临床诊疗指南/（美）阿拉·阿卜杜勒–埃尔赛义德（Alaa Abd-Elsayed）主编；彭胜，马逸，袁越主译. —北京：科学技术文献出版社，2024.1
书名原文：Trigeminal Nerve Pain: A Guide to Clinical Management
ISBN 978-7-5235-1127-5

Ⅰ.①三… Ⅱ.①阿… ②彭… ③马… ④袁… Ⅲ.①三叉神经痛—诊疗—指南 Ⅳ.① R745.1–62

中国国家版本馆 CIP 数据核字（2024）第 002645 号

著作权合同登记号 图字：01-2023-4232
中文简体字版权专有权归科学技术文献出版社所有
First published in English under the title
Trigeminal Nerve Pain: A Guide to Clinical Management
edited by Alaa Abd-Elsayed
Copyright © Alaa Abd-Elsayed, 2021
This edition has been translated and published under licence from Springer Nature Switzerland AG.

三叉神经痛临床诊疗指南

策划编辑：张 蓉　责任编辑：张 蓉 危文慧　责任校对：张永霞　责任出版：张志平

出 版 者	科学技术文献出版社
地　　址	北京市复兴路15号　邮编 100038
编 务 部	（010）58882938，58882087（传真）
发 行 部	（010）58882868，58882870（传真）
邮 购 部	（010）58882873
官 方 网 址	www.stdp.com.cn
发 行 者	科学技术文献出版社发行　全国各地新华书店经销
印 刷 者	北京地大彩印有限公司
版　　次	2024年1月第1版　2024年1月第1次印刷
开　　本	710×1000　1/16
字　　数	219千
印　　张	12.25　彩插24面
书　　号	ISBN 978-7-5235-1127-5
定　　价	98.00元

彭 胜

北京彭胜医院院长，潍坊彭胜三叉神经医院院长

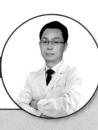

社会任职

中国非公立医疗机构协会疼痛专业委员会第二届委员会副主任委员，北京医师协会疼痛专科医师分会理事，中国中医药信息学会常务理事，中国中医药信息学会疼痛分会常务副会长兼秘书长，山东省疼痛医学会常务理事，山东省疼痛医学会中西医结合镇痛专业委员会常务副会长兼秘书长。

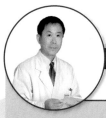

马 逸

辽宁省人民医院原神经外科主任

社会任职

中华医学会神经外科学分会功能神经外科学组委员，辽宁省医学会神经外科学分会副主任委员，辽宁省人民医院学术委员会委员，沈阳市医学会神经外科学分会副主任委员。

袁 越

中日友好医院原神经外科副主任

社会任职

中国研究型医院学会神经外科学专业委员会颅神经疾患诊疗学组副组长。

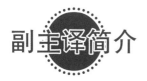

副主译简介

胡永生

首都医科大学宣武医院功能神经外科主任

社会任职

中国人体健康科技促进会神经调控与功能修复专业委员会主任委员，中华医学会疼痛学分会委员，中华医学会疼痛学分会中枢痛学组组长，中国老年保健协会疼痛病学分会常务委员，中国医师协会周围神经专业委员会神经调控专业组副组长，北京医学会疼痛学分会副主任委员。

孟凡刚

首都医科大学附属北京天坛医院功能神经外科病区副主任
北京市神经外科研究所功能神经外科室副主任

社会任职

北脑学者，北京脑科学与类脑研究所双聘研究员，中国科学技术协会第十次全国代表大会代表，北京科技人才研究会副理事长，中国精神疾病神经调控联盟秘书长，首都医科大学神经外科学院院务委员会委员，世界华人神经外科协会功能神经外科专业委员会委员，北京抗癫痫协会理事。

杨立强

首都医科大学宣武医院疼痛科主任

社会任职

中国民族医药学会疼痛分会副会长，中国中医药信息学会疼痛分会副会长，中国医师协会疼痛科医师分会委员，北京医师协会疼痛专科医师分会副会长，北京医学会疼痛学分会副主任委员。

李岩峰

辽宁省人民医院副院长

社会任职

中国医师协会神经修复学专业委员会颅神经修复专家委员会副主任委员，中国医师协会神经外科医师分会功能神经外科专业委员会委员，中国医师协会神经调控专业委员会东北区域工作指导委员会委员，世界华人神经外科协会功能神经外科专业委员会常务委员兼副秘书长。

仲 骏

上海交通大学医学院附属新华医院神经外科副主任

社会任职

意大利罗马凯萨琳大学客座教授，中华神经外科协会上海分会脊髓脊柱组副组长，中国研究型医院神经外科专业委员会常务委员。

译者名单

主 译

彭 胜 马 逸 袁 越

副主译

胡永生 孟凡刚 杨立强 李岩峰 仲 骏

译 者

（按姓氏笔画排序）

马　凯　首都医科大学宣武医院功能神经外科
王晓松　航空总医院神经外科
叶　菱　四川大学华西医院疼痛科
乔　梁　首都医科大学宣武医院功能神经外科
刘清军　天津环湖医院疼痛科
关宇光　首都医科大学三博脑科医院神经外科
孙永海　中国人民解放军总医院第二医学中心综合治疗科
杨　超　中山大学附属第一医院广西医院神经外科
杨邦祥　四川大学华西医院疼痛科
何亮亮　首都医科大学宣武医院疼痛科
迟令懿　山东大学齐鲁医院神经外科
张　哲　中日友好医院神经外科
张思迅　中日友好医院神经外科
郑拥军　复旦大学附属华东医院疼痛科
赵长地　济宁市第一人民医院神经外科
俞文华　杭州市第一人民医院神经外科
钱　涛　河北省人民医院神经外科
倪石磊　山东大学齐鲁医院神经外科
徐晓利　中日友好医院神经外科
黄海韬　辽宁省人民医院神经外科
魏正军　中国人民武装警察部队特色医学中心神经创伤修复科

原书前言

  三叉神经疼痛和相关头痛影响着美国乃至全球共计数百万人口。受影响的人群可能需忍受致残性疼痛，导致整体生活质量下降和心理健康状况恶化。遗憾的是，由于相关医师缺乏处理相关病情的强有力培训，诊断和治疗此类病症可能具有挑战性。

  本书涵盖不同类型的三叉神经疼痛病症，其中对最为常见的三叉神经痛尤为关注。笔者们从流行病学、解剖学、诊断及不同的可用治疗策略（非药物、药物、介入和手术方式）等方面对此类病症进行了全面的讲解。

  本书为所有从事三叉神经疼痛病症的专业人员提供了有益信息。为使读者认识到治疗三叉神经疼痛病症需要疼痛科医师、神经内科医师、神经外科医师、家庭医师和精神科医师之间进行多学科合作的重要性，本书拓展了这些不同学科医师的处理手段和专业知识。

  我希望本书能够促进读者对三叉神经疾病的理解，并充分利用现有的治疗方法。同时也希望这些知识将有助于在诊治过程中为患有这些疾病的患者提供慰藉。

  感谢所有对本书做出贡献的笔者及Springer对本书出版的赞助。

Madison，WI

Alaa Abd-Elsayed，MD，MPH

中文版序言一

得知彭胜院长主译的这部在疼痛医学领域极为重要的临床诊疗指南即将付梓，我十分高兴。

疼痛医学的概念于20世纪80年代引入中国后，我国有关疼痛医学的研究开始加速；以1989年中华医学会疼痛学分会成立为标志，我国的疼痛医学学科建设开始发轫；2007年，卫生部采纳了我和另外17位院士的建议，发布了关于在《医疗机构诊疗科目名录》中增加"疼痛科"诊疗科目的"卫医发〔2007〕227号"文件，要求国内二级以上医院开设疼痛科，我国疼痛学科的发展打开了新局面。

2020年10月18日，国家卫生健康委设立国家疼痛专业医疗质量控制中心，这标志着我国针对疼痛诊疗服务的规范化、标准化、同质化要求进一步提高。因此，关于包括三叉神经痛在内的单病种临床医疗质量管理也随之得到逐步强化。

疼痛医学学科之所以能够引起行业主管部门及广大医务工作者的高度重视，主要还是因为这类疾病有着较高的发病率和持续增长的发展趋势。长期以来，作为医务工作者一般情况下需要遵循的依据和原则，临床实践指南类文献成为了缩小当前最佳证据与临床实践之间差距的临床决策工具，在提高医务人员的医疗水平、规范医疗行为、提高服务质量、科学配置医药资源和保证患者权益等方面，一直承担着无可替代的重要作用。更为重要的是，临床诊疗指南等文件还是我国卫生行政部门基于某一特定时期的医学技术水平定期发布的临床诊疗标准性意见。2022年3月1日起施行的新《中华人民共和国医师法》第二十二条和第二十三条，在规定医师在执业活动中的权利义务时，均强调了医师应当遵循临床诊疗指南，遵守临床技术操作规范和医学伦理规范等的内容。

在这样的学科背景下，彭胜院长带领其团队翻译的这部《三叉神经痛临床诊疗指南》，是我国疼痛医学界应时而生的一次重要国际学术交流举措。同时，我们还应该看到，只有实现每一个单一病种的诊疗规范要求，才能实现和达到一个学科的诊疗规范要求，进而实现整个医学学科体系的

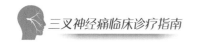

规范化、标准化、同质化要求。从这个角度来看，这部指南性译著的编译出版，对于缩小我国不同地区之间、不同医疗机构之间，以及医师个人之间的三叉神经痛诊疗质量的差距，促进医务工作者为三叉神经痛患者提供更优质的服务，具有重要的学科意义、行业意义和社会意义。

从1965年致力于落实周恩来总理"针刺麻醉不能光做临床，也要讲个道理出来"的指示开始，我从事了大半辈子有关疼痛医学的临床、科研和教学工作。疼痛医学界的相关信息，都在我长期关注的范畴之内。三叉神经痛曾有"天下第一痛"之称，彭胜院长将医治三叉神经痛作为奋斗的事业，在临床实践和学科研究中都取得了不菲的成就，而这部单病种临床指南性译著的出版发行，更为他的学术研究履历增添了一项重要的内涵。

我期待彭胜院长和其团队能够取得更多的临床研究成果和学术传播成就，为充实和发展我国疼痛医学学科做出更多的贡献。

是为序。

中国科学院院士
二〇二三年九月于北京

中文版序言二

自人类文明诞生起，"认识疼痛，战胜疼痛"的理念，就几乎伴随了人类历史发展的整个过程。疼痛，尤其是包括三叉神经痛在内的剧烈疼痛带给人类的痛苦折磨，甚至可以超出人类的承受极限，并积淀为人类集体的痛苦记忆。由于其在临床诊断和治疗上的重要性，疼痛已被现代医学列为继呼吸、脉搏、血压、体温之后的第五大生命体征，而为患者解除疼痛的折磨，无论古今中外，一直都是医者面临的重要执业任务。基于疼痛这一复杂的生理心理活动带给人类的巨大不适感，2000年，美国第106次国会甚至曾把21世纪的第一个十年（2000—2010年），定义为"疼痛研究与治疗的十年"，足见行业内外对于疼痛医学学科的重视程度。

在我国，自中国疼痛医学学科的开创者、奠基人韩济生院士于20世纪80年代将"国际疼痛学会（IASP）"这一概念引入国内之后，历经40余年的发展，疼痛医学学科在临床、医疗、教学等诸方面均取得了丰硕的成果。以2007年卫生部发布"227号文"为标志，疼痛科被列入临床一级科室，从而实现了我国疼痛医学在临床上建科的多年愿望和梦想。由此，疼痛科开始进入国家医疗卫生体系，并很快如雨后春笋般遍布全国。在这40余年间，为了巩固、充实疼痛医学的临床水平、学科内涵和科研底蕴，我国医学界的专家学者孜孜不倦、夙夜不懈地为疼痛医学的学科建设工作增砖添瓦，范围涉及医学理论、临床技术的引进，教材、指南的编制，学科人才的培养，疼痛医学与其他学科的交叉融合，基础医学与临床医学的相互衔接，临床路径的制定、管理与规范等多个层面，有关疼痛医学的各类专业著作，也同样经历了从无到有、从寡到多、从杂芜到规范的过程。

本人有幸在本职工作岗位上，经历并见证了我国疼痛学科从发轫到发展普及的整个历史进程，并在教学工作中，结识了彭胜院长等多位疼痛医学界年青一代的翘楚俊秀。更令我感到欣慰的是，能够在彭胜院长等英才的成长过程中，不揣汲深绠短，为他们后来个人事业的发展，尽了一些铺路垫脚的微薄之力，同时也目睹了彭胜院长等学界俊彦在事业发展之路上，筚路蓝缕地一步一步攀登向上的整个过程。

据我所知，完成学业进入工作岗位后的30余年来，彭胜院长心无旁骛，一直带领其团队致力于疼痛疾病的诊疗和研究。他和他的团队在三叉神经痛、面肌痉挛等头面部神经疾病的诊疗领域，做了大量卓有成效的临床科研工作；尤为可贵的是，为了有效减轻患者痛苦和经济负担，他在手术治疗三叉神经痛等领域，一直以"微创"为研究方向和治疗理念，坚持科研与临床实践相结合，不断突破技术瓶颈，不断优化诊疗方案。多年以来，仅在"三叉神经痛"这一单病种领域，他就领衔完成了10多项科研课题，发表了30多篇影响广泛的学术论文。尤其是他率先将"Remebot机器人3D导航——无痛介入综合诊疗体系"这一智能3D导航技术应用于三叉神经痛的临床治疗，被业内媒体誉为"三叉神经痛的治疗走进了全新的机器人时代"。这一临床科研成果被央视等多家主流媒体多次作了重点报道，在行业内外形成了广泛的影响。此次翻译出版《三叉神经痛临床诊疗指南》，又标志着彭胜院长的学术研究视野，已经延伸到了国际领域。他在繁重的医院管理、临床诊疗工作中，在巩固、提高临床研究成果的同时，已经开始致力于国际临床医学交流工作。

追忆我国疼痛学科，虽然已经取得了辉煌的发展成就，但就"三叉神经痛"这一病种而言，无论是医学理论、临床诊断、治疗方法还是治疗结果，目前仍需从系统性、规范性方面，加强临床工作的规范化、标准化、同质化要求。尤其是从2022年3月1日起，我国施行的新《中华人民共和国医师法》中强调医务工作者应当遵循临床诊疗指南的法律义务之后，对于医疗行业而言，临床诊疗指南、临床技术操作规范和医学伦理规范等的行业规范性文件的重要性，已不言而喻，而即将付梓的这部《三叉神经痛临床诊疗指南》在欧美等西方疼痛医学界有着广泛的影响，其原书作者Alaa Abd-Elsayed博士供职于美国威斯康星大学医学与公共卫生学院麻醉科，是美国疼痛医学界的佼佼者和权威专家。基于上述因素，就这部单病种临床指南性专著的学术意义和行业意义来看，彭胜院长带领其团队在疼痛医学的国际学术交流领域，又完成了一项极为重要的引领性工作。作为彭胜院长曾经的学业辅导员之一，我为此感到十分欣慰和自豪。

"大鹏一日同风起，扶摇直上九万里"。目前，彭胜院长已经在我国疼痛医学领域取得了多项令业内瞩目的成就，我坚信并期待以后他在事业、生活等方面，必将收获更为骄人的一个又一个的丰硕成果！

以此为序。

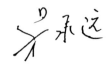

山东大学齐鲁医院神经外科
岁次癸卯仲秋于泉城济南

中文版前言

三叉神经痛是比较常见的人类脑神经疾病。由此病引发的剧烈疼痛一旦发作起来，常令患者痛不欲生。三叉神经痛一般被归类于慢性疼痛范畴。据2020年《中国疼痛医学发展报告》发布的数据显示，我国慢性疼痛患者已超过3亿人，且每年以1000万至2000万人的速度增长。当前，三叉神经痛等的慢性疼痛已经对患者、患者家庭乃至全社会，构成了巨大的疾病负担。

现代医学早已认识到了疼痛对人体的极大危害，已将疼痛列为继呼吸、脉搏、血压、体温之后的第五大生命体征，国际疼痛学会（IASP）还明确提出了"解除疼痛是患者的基本权利，更是医师的神圣职责"的执业理念。在我国，自2007年《卫生部关于在〈医疗机构诊疗科目名录〉中增加"疼痛科"诊疗科目的通知》（卫医发〔2007〕227号）发布以来，我国疼痛学科的发展即进入了新的历史阶段。

更为重要的是，2020年10月，国家卫生健康委设立了国家疼痛专业医疗质量控制中心，对疼痛诊疗服务的规范化、标准化、同质化，提出了更高的要求，而关于医师在执业活动中的权利和义务，我国于2022年3月1日施行的新《中华人民共和国医师法》中的第二十二条和第二十三条均强调了医师应当遵循临床诊疗指南等的内容。同时，由于我国人口众多，三叉神经痛等相关疾病的患者的数量庞大，就三叉神经痛这一疾病的临床诊治工作而言，能够有一部权威的、全面的临床诊疗规范性文件，一直是此领域医师的迫切需求。缘于此，我们把美国威斯康星大学医学与公共卫生学院麻醉科的Alaa Abd-Elsayed博士编著的这部英文著作引进到了国内。

相对于我国目前能够见到的临床相关规范性文献而言，本书系统而又全面地介绍了三叉神经痛这一神经病学疾病的不同类型，并从学科发展史、解剖学、学科交叉等角度，详细阐述了这一疾病的病理学因素，为这一疾病的诊断提供了科学依据。同时，本书还从三叉神经痛的非药物性治疗、药物治疗、手术治疗，以及物理与康复治疗等层面，做了详尽的指南性介绍，尤其是在三叉神经及其分支神经阻滞、射频消融和三叉神经的化学性去神经法、球囊压迫术、放射外科治疗、周围支切除治疗，以及三叉神经痛的显微血管减压术治疗、心理影响及治疗等方面，介绍了欧美等西方学界目前最先进的临床治疗理念和方法，推荐了当前较为先进的治疗流程和治疗策略。同时，在三叉神经痛的治疗方面，本书着重强调的有关疼痛科、神经科、神经外科、精神科等多学科合作，以及临床医师和家庭医师进行临床合作等重要意义的内容，对于促进我国神经医学、疼痛医学事业的健康发展，具有较强的学科价值。

总之，从翻译者的角度而言，我们认为，Alaa Abd-Elsayed博士的这部 *Trigeminal Nerve Pain: A Guide to Clinical Management* 是一本内容丰富且实用性、指导性较强的临床借鉴性书籍。适用于神经医学、疼痛医学领域的医师、研究人员和医学生阅读，对于提高三叉神经痛的临床诊断和治疗能力，保障医师为众多慢性疼痛性疾病患者提供安全、有效的医疗服务，具有重要的行业意义。需要说明的是，因本书翻译团队的水平所限，此译作之中的谬误及不当之处在所难免，恳请读者批评指正。

2023年9月

目 录
CONTENTS

第一章
发展史

Hemant Kalia, Jay Karri and Alaa Abd-Elsayed

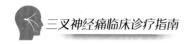

一、简介

三叉神经痛（trigeminal neuralgia，TN）也称为痛性抽搐，自16世纪以来一直是一个备受争议与关注的话题。虽然Galen和Avicenna的一些早期研究曾引用了该临床症状，但首次准确的临床描述却来自Johannes Michael Fehr和Elias Schmidt博士，皇家利奥波第那自然科学院秘书，以及著名哲学家John Locke。

Nicholas Andre于1756年针对这一症状首创"tic douloureux（痛性抽搐）"一词，并坚信该病症缘于神经处于压力状态，属于一种抽搐性疾病。该术语通常被用于描述无法忍受的锐痛或刺痛导致的间歇性面部扭曲和怪相。尽管患有该病的患者并没有出现面部抽搐症状，但该名称仍被沿用至今。

1773年，英国医师John Fothergill博士发表了他对14例患者的治疗经验，将三叉神经痛归因于某种癌症的表现，而非抽搐性疾病，并进而创造了"Fothergill's病"一词。他在原文中指出"这种症状似乎好发于高龄患者，尤其女性多见。疼痛发作突然，程度剧烈；每次发作持续时间短暂，15秒或30秒，然后疼痛消失；疼痛间隔时间长短无规律，可能半小时，也可能在数分钟内重复两三次。有些人在进食时可诱发疼痛，而另一些人则在说话或面部肌肉轻微运动时出现疼痛，甚至手帕轻轻拂过亦会引起疼痛发作，但用力压迫却不会引起疼痛"。

1820年，Charles Bell博士成为首位将该综合征定位于三叉神经节的医师。自20世纪初被揭示成为一个独立疾病以来，三叉神经痛一直是神经外科的一个热点话题。

尽管三叉神经痛的病因在相当长时间内仍可能是未解之谜，但研究内容已经从最初的围绕三叉神经复合体背根进入区节段性脱髓鞘的基本病理生理基础研究演变到囊括更多概念，包括血管压迫、包块病变压迫、既往感染、多发性硬化、三叉神经去传入综合征及躯体化疼痛疾病。由于其顽固性特征和对精神心理上的严重摧残，在历史上，三叉神经痛曾经被Harvey Cushing命名为"自杀性疾病"。

针对三叉神经痛，传统上主要采用药物治疗，仅对特殊顽固性病例推荐接受神经外科干预，进而促进了针对三叉神经节的成功率各异的特定干预手段的不断产生与发展。

二、药物治疗

在18世纪和19世纪的早期，人们使用奎宁、汞、阿片、砷和鸡血藤粉等不同的化合物治疗三叉神经痛。根据文献记载，直至1942年，Bergouignan首次将抗癫痫药物苯妥英钠用于治疗三叉神经痛。

在目前的临床实践中，卡马西平是治疗三叉神经痛的首选药物，亦可选用奥卡西平，后者的药物不良反应更小。二者的风险收益比均可耐受，治疗有效率均达到

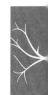

90%以上。苯妥英钠成为治疗三叉神经痛的二线药物。

三、经皮治疗

1904年，Schloesser及其同事报道可采用酒精对三叉神经节进行化学神经消融技术。然而，由于咀嚼肌无力及一过性感觉异常等诸多不良反应和较高复发率的发生，导致该技术逐渐被遗弃。

1913年，Rethi首次尝试并描述了三叉神经节电凝术。1931年，Kirschner报道采用立体定向技术经卵圆孔插入绝缘单极电刀施行三叉神经节电凝术。三叉神经节经皮治疗技术自诞生以来在入路和电极种类方面一直处于不断改进之中。在所有经皮技术中，射频消融术可获得最长止痛时间，而不良反应极为少见。

1983年，Mullen和Lictor首次报道经皮三叉神经节微球囊压迫术。尽管该技术兼备诸多优点，但由于其术后不良反应［如麻木（也称痛性麻木）、咀嚼肌无力］的发生率可高达66%，最终导致该项技术逐渐失宠。

针对三叉神经的射频消融术出现于21世纪初期，随后有很多作者报告其良好疗效。其最佳疗效来自连续和脉冲射频的联合应用。主要不良反应包括面颊血肿、面部感觉异常或麻木、咀嚼肌运动障碍。

四、外科手术治疗

1891年，Victor Horsley医师描述了针对三叉神经节前分支的首例三叉神经外科手术过程。

1892年，Hartley和Krause阐述了在卵圆孔和圆孔处切断三叉神经分支的Hartley-Krause入路。而后，该入路得到Frazier和Spiller的进一步完善，并使Spiller-Frazier术式成为随后近50年里治疗三叉神经痛的"金标准"。

1925年，著名神经外科医师Walter Dandy对Spiller-Frazier手术方式提出疑问，主张在颅后窝部分切除神经。在手术过程中，他注意到异常血管畸形压迫神经。随着手术显微镜的出现，Peter Jannetta终于在1967年进一步证实了上述推测。

1967年，借助显微镜的临床应用，Peter Jannetta对Walter Dandy的血管压迫理论进行了证实，并在此基础上开创显微血管减压术（microvascular decompression，MVD）之先河。目前，显微血管减压术依然是药物难治性三叉神经痛治疗的"金标准"，疗效持久，有效率＞90%。

1971年，Lars Leksell报道了采用立体定向放射外科技术治疗三叉神经痛的经验和成功案例。这一治疗策略进而演变为伽玛刀照射，并被众多其他学者报道。数据表明，该疗法成功率约为80%，面部感觉异常的风险极低。

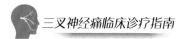

参考文献

扫码观看

第二章
三叉神经解剖

Michael Suer

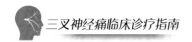
一、三叉神经核（图 2.1，文后彩图 2.1）

三叉神经含躯体和运动两种成分，由4个独立核团控制神经信号，其中包括最大的脑神经核。运动核是脑桥内的一个小圆形结构，而极长的感觉核则一直延伸至髓质，并与脊髓后角相连。除了到中脑核的纤维外，三叉神经的感觉纤维沿轴突到达位于三叉神经节的细胞体。

三叉神经节发出的所有运动和感觉纤维在脑桥中部水平进入脑干。其中，传入性纤维随后前往其延髓内的各自核团，甚至经脊髓束进入脊髓，于长感觉核内交换突触。该脑干区域内的神经纤维呈有序排列，从吻侧到尾侧依次为本体感觉纤维、轻触纤维和疼痛纤维。总体来说，可将三叉神经核团从吻侧到尾侧分为4个部分：中脑核、感觉主核（初级感觉核）、三叉神经运动核和三叉神经脊束核。本章将分别对其进行讨论。

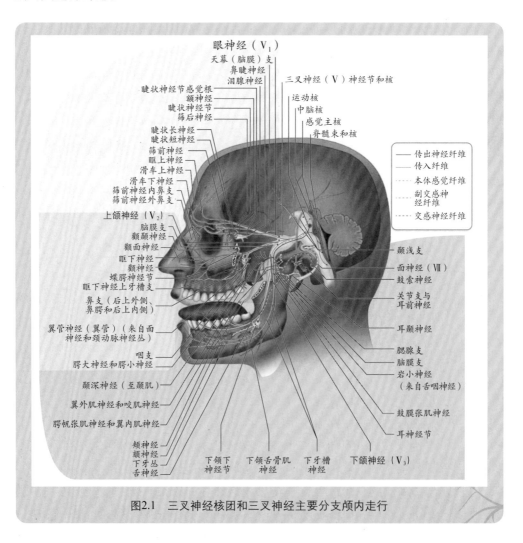

图2.1　三叉神经核团和三叉神经主要分支颅内走行

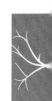

（一）中脑核

中脑核是三叉神经最吻端的核团，内含的神经元胞体掌管来自对侧牙齿的本体感觉传入和对牙痛的处理，并接收下颌反射的传入纤维。其神经束和核团位于中脑尾侧与脑桥吻侧之间，与中脑导水管周围灰质比邻。

中脑核是一个独特的核团，它不含化学突触。其假单极神经元接收来自下颌骨的本体感觉信息，向三叉神经运动核发送投射，以介导单突触下颌反射。来自脊髓和主核的轴突形成三叉神经小脑束，上行至小脑。该核团是唯一包含一级神经元胞体的中枢神经系统结构，因此可被视为脑干内的感觉神经节。

（二）感觉主核

感觉主核（初级感觉核、三叉神经感觉主核）比邻三叉神经运动核外侧，位于脑桥中段至尾端之间，接收同侧面部的辨别觉、轻触觉及来自下颌区的意识性本体感觉。感觉主核可进一步分为背内侧和腹外侧两部分，前者仅接收来自口腔的传入纤维，并将信息通过背侧三叉神经丘脑束传到同侧丘脑腹后内侧核；而后者，核团的腹外侧区，接收来自三叉神经所有分支的感觉输入，然后形成交叉投射并与二级神经纤维一并经三叉神经丘脑腹侧束投射至对侧丘脑的腹后内侧核区。三叉神经腹侧束和背侧束的二级神经元统称为三叉丘系，将感觉信息从三叉神经系统传递到丘脑腹后内侧核区。

（三）三叉神经脊束核

三叉神经脊束核是位于延髓外侧的感觉束，负责中继同侧面部感觉（深在或初级触觉、痛觉、温度觉）。其主要的传入纤维来自三叉神经，同时也接收来自面神经（CN Ⅶ）、舌咽神经（CN Ⅸ）、迷走神经（CN Ⅹ）和$C_{1\sim3}$脊髓节段的传入。三叉神经脊束核可被进一步分为3个亚核或部分。其中口亚核为上述感觉主核的延续，其功能与口面部区域的精细触觉有关；极间亚核与触觉和牙痛的传递有关；尾侧亚核与同侧面部痛觉和温度觉有关。三叉神经脊束核通过三叉神经腹侧束投射至对侧丘脑的腹后内侧核区。

尾侧亚核是三叉神经感觉核复合体最尾段。由于它与脊髓背角的层状结构非常相似并与之相连，因此常被称为髓质背角。在该核团内，上颈段传入纤维（$C_{1\sim3}$）会与三叉神经下行疼痛性传入纤维发生汇聚。这些颈部神经即接收来自上颈段肌肉、关节和韧带的传入信息，同时也接收来自硬脑膜、颅后窝和椎动脉的神经冲动。正是因为纤维在该核团内的汇聚而导致了痛觉在颈部与三叉神经感觉支配区之间的双向传递。

（四）三叉神经运动核

三叉神经运动核位于感觉主核内侧，中脑核外侧，脑桥中段水平脑桥被盖的背外侧部。其来自初级运动皮质，脑桥臂运动神经元经下颌神经（V_3）部分参与支配咀嚼肌和腭肌。离开核团的传出运动纤维不交叉。由于双侧皮层支配，单侧神经切断不会导致靶器官瘫痪。

二、三叉神经及其末端分支（图 2.2，图 2.3，文后彩图 2.3）

（一）眼神经

眼神经（V_1）的感觉支配范围包括头皮、前额、鼻窦上部、上眼睑及其黏膜、角膜和鼻根部。眼神经在分成额神经、鼻睫神经和泪腺神经3个主要分支之前发出小脑幕（脑膜）支。

1.额神经

额神经系眼神经的最大分支，在即将进入眶上裂外侧部之前从眼神经分出，于泪腺神经和眼下静脉之间向上外方穿行至秦氏环。额神经进入眶腔后进一步分为滑车上神经和眶上神经，二者进入额骨短距离穿行后到达各自命名的出口，滑车上孔和眶上孔（或切迹）在前额的皱眉肌和额肌之间继续上行，分为内侧支和外侧支，支配前额、上眼睑和结膜。

2.鼻睫神经

鼻睫神经大小介于额神经和泪腺神经之间，经外直肌两个头和动眼神经上下支（CN Ⅲ）之间进入眶腔，移行为6条终末神经，即至睫状神经节交通支、睫状长神经、睫状短神经、筛后神经、筛前神经，以及终末的滑车下神经。

来自角膜、虹膜和睫状体的眼球感觉纤维经睫状短神经，穿过睫状神经节（不形成突触），加入鼻睫神经。

由2条或3条神经干构成的睫状长神经与来自睫状神经节的睫状短神经伴行，接收眼球感觉传入。睫状长神经与睫状短神经同样含有来自颈上神经节的交感神经纤维，支配瞳孔开大肌。

筛前神经贴近眶腔内侧壁走行，经筛前孔抵颅前窝，接收来自筛前、筛中气房和脑膜的感觉传入。此后，筛前神经穿过筛板进入鼻腔，分成外侧内鼻支和内侧内鼻支，接收来自鼻中隔前部的感觉传入。筛前神经的鼻外支也提供鼻外侧皮肤的神经支配。

滑车下神经沿滑车神经下方与内直肌上缘之间前行，经内侧出眶腔，分解成多支细小感觉支，提供对眼睑皮肤、结膜、泪囊、泪阜和内眦上方鼻侧皮肤的神经支配。

3.泪腺神经

作为眼神经的最小分支，泪腺神经在其即将进入眶上裂处分支，沿泪腺动脉外侧壁前行，先发出交通支至颧颞支（V_3分支），再发出含蝶腭神经节节后副交感神经轴突的交通支。泪腺神经穿过泪腺，为其提供感觉和副交感支配，最后向前延伸为泪腺神经皮支。

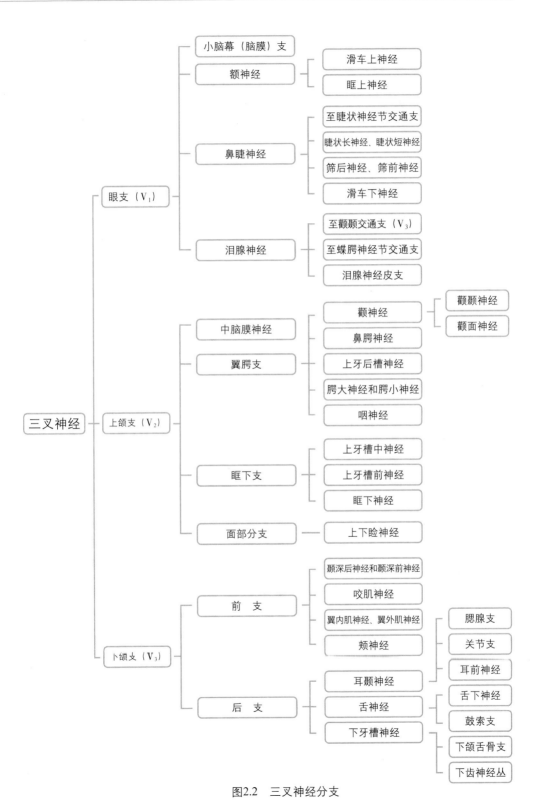

图2.2 三叉神经分支

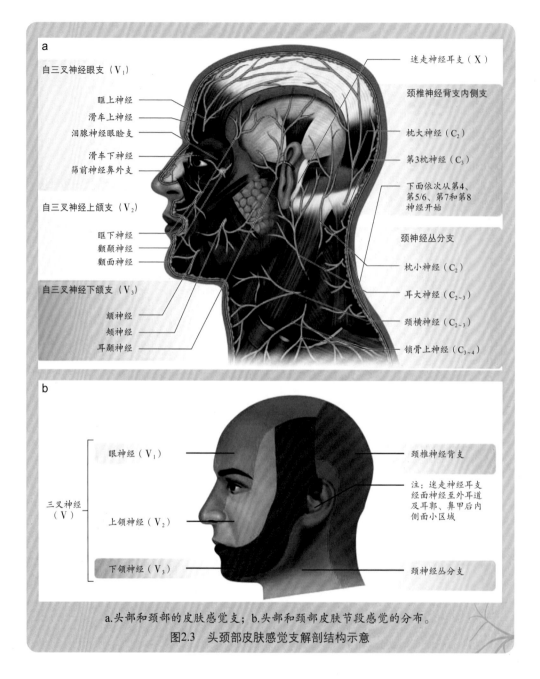

a

自三叉神经眼支（V₁）

眶上神经
滑车上神经
泪腺神经眼睑支
滑车下神经
筛前神经鼻外支

自三叉神经上颌支（V₂）

眶下神经
颧颞神经
颧面神经

自三叉神经下颌支（V₃）

颏神经
颊神经
耳颞神经

迷走神经耳支（Ⅹ）

颈椎神经背支内侧支

枕大神经（C₂）
第3枕神经（C₃）

下面依次从第4、第5/6、第7和第8神经开始

颈神经丛分支

枕小神经（C₂）
耳大神经（C₂~₃）
颈横神经（C₂~₃）
锁骨上神经（C₃~₄）

b

眼神经（V₁）

三叉神经（V）

上颌神经（V₂）

下颌神经（V₃）

颈椎神经背支

注：迷走神经耳支经面神经至外耳道及耳郭、鼻甲后内侧面小区域

颈神经丛分支

a.头部和颈部的皮肤感觉支；b.头部和颈部皮肤节段感觉的分布。

图2.3　头颈部皮肤感觉支解剖结构示意

（二）上颌神经

上颌神经（V₂）不仅接收下眼睑及其黏膜、面中部窦腔、鼻腔、鼻中部、面颊、上唇、部分上部牙齿及其黏膜，以及口腔顶部的感觉传入，同时它还携带进出蝶腭神经节的副交感节前纤维（蝶腭）和节后纤维（颧骨、腭大、腭小和鼻腭）。

上颌神经起始时呈扁平丛状，经海绵窦外侧壁至圆孔出颅处演变成近圆柱形。

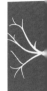

穿过翼腭窝后，经眶下裂进入眶腔，沿眶下沟和眶下管在眶底潜行，在眶下神经通过眶下孔出颅时终止。沿途发出多个分支，支配如上所述的感觉分配区。

中脑膜神经是上颌神经在即将进入圆孔之前的起始处发出的颅内第一分支，与脑膜中动脉和脑膜中静脉伴行经棘孔进入颅内，支配硬脑膜的感觉功能。

1.翼腭支

通过圆孔后，上颌神经分为6条分支：颧神经、鼻腭神经、上牙槽后神经、腭大神经、腭小神经及咽神经。颧神经于蝶腭神经节处分出，在中颅凹下窝内走行，经眶下裂进入眶内，分为颧颞神经和颧面神经，再进入各自命名的小孔支配颧骨。该分支不仅包含覆盖颞骨和颧骨外皮肤的感觉传入，亦含有胞体位于蝶腭神经节内的节后副交感神经轴突。而后者，如前文所述，通过交通支到达泪腺神经。

鼻腭神经（长蝶腭神经）通过蝶腭孔进入鼻腔，沿鼻腔顶部达鼻中隔，再通过切牙管沿口腔顶部下行，与对侧同名神经和腭大神经相连，支配上颌中切牙、侧切牙和犬齿周围结构的感觉功能，并通过内侧上后鼻支部分参与来自鼻中隔的感觉信息收集。

上牙槽后神经在上颌神经入眶下沟之前发出，贴近上颌骨转子下行，支配臼齿、牙龈和脸颊黏膜的感觉功能，并在上颌骨的牙槽管内与上牙槽中神经相连，支配上颌窦的感觉功能。

腭大神经（前）和腭小神经通过腭大管下行。在翼腭管内，腭大神经分支进入外侧后下鼻支，而后者再通过腭骨进入鼻腔，其终末纤维分布至软腭。腭大神经通过腭大孔进入硬腭后，一直向前延伸到切牙，支配牙龈、硬腭黏膜的感觉功能，并与鼻腭神经的终末纤维相连。腭小神经出腭小孔，支配鼻腔、软腭、扁桃体和悬雍垂的感觉功能。

咽神经是翼腭窝区的最后一个神经分支，经过腭鞘突管支配咽腔鼻部的感觉功能。

2.眶下支

作为上颌神经眶下段的3个主要分支之一的上牙槽中神经，仅存在于少数个体中。在大多数情况下，其功能被上牙槽前神经所替代。中支支配窦黏膜和上颌前磨牙与上颌第一磨牙根部的感觉功能。上牙槽前神经在眶下神经离开眶下孔前分支，并在上颌窦前壁内下行，随后分支支配切牙和犬齿。上牙槽前、中、后神经汇合形成上牙丛，支配上颌的感觉功能。

眶下神经在临床上与头痛有关。这一终末支在通过眶下孔到达上颌骨浅面时即进一步分解为眼睑支、鼻支和上唇支，分别支配下眼睑、鼻和鼻中隔及前颊与上唇皮肤的感觉功能。眶下神经与面神经交叉并形成神经丛。

3.面部分支

上颌神经的面部分支由下睑神经和上唇支组成。前者支配下眼睑皮肤和结膜，并在眶外侧与面和颧面神经相连，后者支配上唇皮肤、口腔黏膜和唇部唾液腺。

（三）下颌神经

下颌神经（V_3）是唯一同时具有感觉和运动功能的分支。它支配耳外部、口腔下部和相关黏膜、舌前部2/3、下牙齿和相关黏膜、下唇和下颚的感觉功能。值得注意的是，舌的特殊感觉功能（味觉）由面神经的鼓索支提供。虽然运动根和感觉根有一个短暂的分离过程，但它们在通过卵圆孔出颅之前汇合，并在该汇合处附近发出下颌神经的脑膜（返）支。脑膜支通过棘孔入颅，在脑膜中动脉的一路陪伴下支配硬脑膜和乳突气房。下颌神经出颅后在颞下窝内走行，并在此处分为前后两个分支。

1.前支

前后分开后，前支立即分解为多条分支。颞深前神经和颞深后神经均经翼外肌上方上行进入颞窝，支配具有提升和收缩下颌功能的颞肌。深支还发出关节支，部分参与颞下颌关节神经支配（其主要神经支配来自耳颞神经）。

起自前支的咬肌神经贴近颞下颌关节内侧和颞肌肌腱后方向外侧走行，与咬肌动脉相伴，跨过下颌切迹到达咬肌的深面。咬肌双侧收缩可提升、闭合下颚。咬肌的深部也具有下颌收缩功能。同样地，咬肌神经也部分参与颞下颌关节的神经支配。

前支随后的分支是翼内肌神经和翼外肌神经，分别支配翼内肌和翼外肌。翼内肌神经同时还支配鼓膜张肌（降低咀嚼时的噪音）和腭帆张肌（软腭张力），在所有支配软腭的肌肉（软腭腭舌肌、腭咽肌、腭帆提肌和悬雍垂肌）之中，腭帆张肌是唯一不接收来自迷走神经咽丛支配的肌肉。翼外肌神经进入翼外肌并提供运动支配。翼内肌通过双侧激活提升和外伸下颌，通过单侧激活进行侧向运动。翼外肌双侧激活可外伸和下压下颌，单侧激活可产生侧向运动。

颊神经是细小的前支中唯一一个感觉神经，于下颌神经出卵圆孔后分出，在颞肌和咬肌肌腱下面下行，支配面颊部。颊肌是面部表情肌而非咀嚼肌，由面神经（CN Ⅶ）的颊支支配。

2.后支

与前支分离后，后支即发出耳颞神经和舌神经，而后延续为下牙槽神经。

·耳颞神经

起自后支的两条神经缠绕脑膜中动脉，然后汇合成一条耳颞神经。它发出腮腺分泌运动支后，转向上行，再分为关节支和耳前神经。跨过颞骨颧突浅面，分解成诸多颞浅支，支配耳郭、外耳道、鼓膜外面和颞区皮肤。耳后神经是面神经（CN Ⅶ）的一个分支，支配耳后肌和枕部的感觉功能。

·舌神经

支配舌前2/3感觉的舌神经从后支发出后，在翼内肌和下颌角之间下行，并在此处与支配舌前部2/3味觉的鼓索神经（面神经CN Ⅶ的分支）以锐角连接。之后，舌神经通过舌骨舌肌和颌下腺之间，从外侧向内侧越过颌下腺管，沿舌走行并移行为舌下神经。舌后1/3的支配来自舌咽神经。

在舌神经向面神经分支之前，同时携带交感和副交感两种纤维的鼓索纤维与舌神经同行。下颌下神经节位于下颌舌骨肌后缘附近，由两条神经细束悬吊在舌神经上。在神经节内有交感神经纤维通过也有副交感神经形成突触。

· 下牙槽神经

下牙槽神经是下颌神经后支的最后一个主要分支，在进入下颌孔之前发出分支沿下颌骨内面的凹槽下行，支配下颌舌骨肌（舌和抬舌）和二腹肌前腹（舌骨提升）。

下牙槽神经通过下颌孔进入下颌支的下颌管内，并在此形成下牙丛，发散支配牙龈和支配下磨牙及第二前磨牙的神经。随后，在第二颗前磨牙下方发出颏神经，出颏孔，支配下腭和下唇。最后，下牙槽神经延续为下颌门齿神经，支配下尖牙和下门牙。

三、相关结构

（一）耳神经节

耳神经节是一个2~3 mm的副交感神经节，位于颞下窝内，卵圆孔外侧，下颌神经内侧面，运动根和感觉根交界处。来自舌咽神经下泌涎核的节前副交感纤维到达耳神经节，并在此与节后纤维形成突触。其纤维经交通支加入耳颞神经（V_3的分支），再进入腮腺，产生血管扩张和促分泌作用。

颈上神经节的节后纤维穿过神经节，不产生突触，再加入耳颞神经到达腮腺，产生血管舒缩功能。如前文所述，翼内肌、腭帆张肌和鼓膜张肌的运动神经纤维也通过耳神经节，在此不产生突触。

（二）下颌下神经节

下颌下神经节是一个位于下颌舌骨肌后缘附近的梭形小神经节，由两条神经细束悬吊于舌神经（V_3的分支）上。来自脑桥上泌涎核的节前副交感神经纤维（经舌神经的鼓索）在该神经节内换元，其节后促进分泌的副交感神经纤维支配口腔黏膜、下颌下腺和舌下腺。颈外动脉丛的交感神经纤维亦穿过下颌下神经节。

（三）蝶腭神经节

蝶腭神经节（也称为翼腭神经节、Meckel's神经节或SPG）是蝶腭窝内的一个副交感神经节。虽然它主要由面神经（通过岩大神经）支配，但它还有三叉神经分支的投射。位于上颌神经蝶腭窝内段的下方，支配泪腺，以及鼻旁窦、牙龈，鼻腔、咽和硬腭的黏膜腺体。

上颌神经的两个蝶腭支含有少量来自蝶腭神经节的感觉纤维，而蝶腭神经节的大部分纤维则隶属于副交感神经系统。源于面神经的岩大神经节前纤维与节后副交感神经纤维形成突触后，发出具有血管舒张和促进分泌功能的传出纤维。来自颈上神经节的交感神经纤维经过颈动脉丛，再经过岩深神经和岩大神经穿过神经节，未形成突触。交感和副交感传出纤维均通过眶下、上牙槽、鼻腭及腭大神经、腭小神经传导。

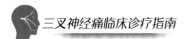

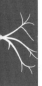

参考文献

扫码观看

第三章

流行病学

Hemant Kalia, Omar Viswanath and Alaa Abd-Elsayed

一、简介

文献中一直将三叉神经痛描述为最具有致残性的口面部疼痛症状之一。

国际头痛分类第三版（ICHD-3）将三叉神经痛定义为反复发作性单侧面痛，可出现在三叉神经一个或多个分支分布区内，无三叉神经分布区外扩散，符合标准B和C。

A.疼痛具有以下所有特征：

· 疼痛持续时间为几分之一秒至2分钟。

· 程度剧烈。

· 疼痛性质为电击样、刀割样、针刺样或锐痛。

B.受累三叉神经分布区内无害性刺激可诱发。

C.无法用ICHD-3中的其他诊断更好地解释。

典型三叉神经痛定义为符合上述所有特征，除神经血管压迫外无其他明显病因。

继发性三叉神经痛定义为由影响三叉神经节的任何潜在疾病引起，临床检查显示这些患者中有相当比例出现感觉改变。

特发性三叉神经痛定义为电生理检查和MRI均未见明显异常的三叉神经痛。

二、患病率和发病率

三叉神经痛是一种罕见的口面部疼痛症状。就其真正的患病率和发病率而言，文献中仍有相当多的争论。由于数据来自简易的样本，大多数研究高估了患病率。De Toledo等在仔细分析了符合医疗保健研究和质量管理局观察研究质量标准的3项研究成果后，通过对一个特定的重点问题，即"三叉神经痛在普通人群中的患病率和流行病学特征是什么？"展开了研究，得出以下结论：

· 三叉神经痛的患病率为0.03%～0.3%。

· 女性比男性更容易受累。

· 更易受累年龄为37～67岁。

· 三叉神经痛最常见于V_2分支和V_3分支。

与其他口面部疼痛相比，三叉神经痛似乎更倾向于出现在右侧，尽管尚无解剖学理论可以解释血管袢更多见于颅窝右侧的原因。此外，一直有报道描述在对有三叉神经痛症状患者检查中未发现异常血管，而于无症状者却发现异常的血管袢，并据此对血管压迫是三叉神经痛主要病因这一理论提出疑问。上颌神经经圆孔出颅，而许多放射学和解剖学研究显示右侧圆孔较小。将这些解剖学发现与人口统计学和流行病学数据相结合，Neto等推论右侧上颌神经穿过圆孔时更容易发生卡压。Burchiel等的报告显示，在42例三叉神经痛患者中，发现36例因动脉、静脉、骨性隆起或多种因素组合而导致神经解剖变形。

在一篇关于恶性外周神经鞘瘤的述评中，Schmidt等发现：患者的平均发病年龄为44.6岁，肿瘤多见于男性（77.1%），36.1%的肿瘤累及三叉神经节，V_3最常受累（72%），其次是V_2（60%）和V_1（32%），近50%的患者有两个或更多分支

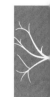

同时受累。

　　下颌神经在其行进过程中可在多个部位被卡压；其中卵圆孔是最常见的卡压部位，尤其是当卵圆孔的直径过小或穿过卵圆孔的神经段肥大时。另外，有解剖学研究发现右侧卵圆孔比左侧更为狭窄，从而可以解释右侧卵圆孔相对于左侧更容易发生神经卡压。

　　下颌神经在其行进过程中另一常见的卡压部位是在颞下窝。翼韧带或翼棘韧带的部分或完全钙化可导致神经后干受压。该神经可在翼内肌和翼外肌之间受压，亦可被翼外板推移。

　　Costen等于1934年探讨了下颌神经受累和颞下颌关节之间的关系。Costen综合征的特征性表现为听力受损、耳塞、耳痛、头晕、窦样痛、头痛和张口受限。

　　高血压是发生血管压迫的主要危险因素之一。在大多数情况下，神经根在脑桥附近受压时会导致三叉神经痛的发生。

　　据报道可知，三叉神经痛的每年发病率为每100 000人中有11～42例，女性多见。典型三叉神经痛常见于高龄人群，其峰值为50～60岁。

　　不同文献中所报道的患病率和发病率存在明显差异的另一个原因是对三叉神经痛的诊断标准缺乏共识。国际头痛学会（International Headache Society，IHS）于2013年在ICHD-3中发布了他们推荐的蓝本。该蓝本包含关于正确诊断三叉神经痛的标准化术语，并通过对受试者群组异质性的最小化处理提高研究质量。

　　三叉神经痛常见于成年人，儿童患者在所有病例中的占比＜1.5%。实际上，儿童三叉神经痛与成年人三叉神经痛的区别主要在于其见于双侧三叉神经痛（42%），多条脑神经同时受压（46%）。

　　其他一些容易与三叉神经痛症状混淆，需要鉴别的病症包括丛集性头痛、偏头痛、牙痛、巨细胞动脉炎、舌咽神经痛、带状疱疹后神经痛、枕神经痛、窦感染（窦炎）、中耳感染（中耳炎）及颞下颌关节综合征。

三、三叉神经痛治疗方面的差异性

　　数据上的差异经常被曲解为源于血统和种族之间的差异。事实上，即便在美国也存在多维度差异，尤其与健康状态密切相关时。健康的社会决定因素对特定人群的健康结果起着至关重要的作用。Reiner等在分析来自密歇根州底特律的综合医疗中心之　的652例患者时发现，种族差异会对患者接受不同治疗方式治疗的能力带来一定影响，而这种影响更主要与医疗系统中神经外科和神经内科不同的转诊模式相关。此外，潜在的文化信仰和对手术与非手术治疗的认知，都会对转诊模式产生一定影响。

　　只有临床和基础研究都使用通用定义准确诊断三叉神经痛及其亚型，才可以确保精确的流行病学研究或者回顾性分析/系统性研究，能够准确定义三叉神经痛的真实患病率和发病率。

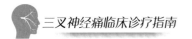
参考文献

扫码观看

第四章

三叉神经痛和其他
三叉神经相关疾病

Susanne Seeger

一、简介

发生于三叉神经分布区内的疼痛可见于多种疾病。三叉神经痛是面部疼痛的一个常见病因，以三叉神经的一个或多个分支分布区内的电击样疼痛发作为特征。三叉神经痛是指由其他基础疾病引起的一个或多个三叉神经分支分布区内的疼痛。其他痛性疾患亦可导致面部或口腔疼痛。本章将讨论这些疾病的病因和临床特征。三叉神经解剖及这些疾病的流行病学、诊断测试和治疗将在本书的其他章节讨论。

二、三叉神经痛

（一）诊断标准

ICHD-3三叉神经痛诊断标准：

A.反复发作性单侧面痛，可出现在三叉神经一个或多个分支分布区内，无三叉神经分布区外扩散，符合标准B和C。

B.疼痛具有以下所有特征：

· 疼痛持续时间为几分之一秒至2分钟。

· 程度剧烈。

· 疼痛性质为电击样、刀割样、针刺样或锐痛。

C.受累三叉神经分布区内无害性刺激可诱发。

D.无法用ICHD-3中的其他诊断更好地解释。

（二）分类

三叉神经痛可被进一步分为典型三叉神经痛、继发性三叉神经痛和特发性三叉神经痛（表4.1）。

典型三叉神经痛是指除神经血管压迫外，未发现其他明显原因。症状符合三叉神经痛的诊断标准。需要经MRI或手术中证实神经血管压迫（不是单纯接触）和三叉神经根形态变化的存在。

继发性三叉神经痛是指由基础疾病引起的三叉神经痛。常见原因包括多发性硬化、桥小脑角肿瘤和动静脉畸形。

特发性三叉神经痛是指神经电生理检查和MRI均未显示明显异常的三叉神经痛。

表4.1　三叉神经痛分类

	典型三叉神经痛	继发性三叉神经痛	特发性三叉神经痛
临床表现	症状符合 ICHD-3 三叉神经痛诊断标准	症状符合 ICHD-3 三叉神经痛诊断标准	症状符合 ICHD-3 三叉神经痛诊断标准
基本病因	MRI 或手术中证实三叉神经根进入区存在神经血管压迫	· 多发性硬化 · 桥小脑角肿瘤 · 动静脉畸形	MRI 或电生理检查未发现基础病因

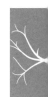

（三）病因学和病理生理学

典型三叉神经痛的病因源于脑桥部位三叉神经根进入区的神经血管压迫，而继发性三叉神经痛的病因则是来自靠近三叉神经根进入区的病变压迫，如桥小脑角肿瘤或动静脉畸形。神经受压最终会导致局限性脱髓鞘，从而干扰冲动传递，并进而导致异位冲动。此外，有证据显示在三叉神经传导通路中的疼痛处理过程中可能存在中枢敏化现象，提示中枢性疼痛机制的同时存在。

多发性硬化时脑桥处三叉神经根进入区的脱髓鞘斑块引起三叉神经核脱髓鞘进而导致继发性三叉神经痛。

（四）临床特征

三叉神经痛的发病率为（4~13）/100 000常见于老年人，尤其多见于50岁以后，女性比男性更为常见，男女患病比例在1：1.7与1：1.5之间。

三叉神经痛以发作性疼痛为特征，疼痛通常被描述为锐性、浅表、针刺或电击样。疼痛程度剧烈，而且会伴随病程延长而逐渐加剧，范围可影响到三叉神经一个或多个分支。疼痛发作开始时痛感最为强烈，可持续数秒，疼痛持续超过2分钟者十分罕见。每次疼痛发作后都会出现几分钟的不应期，其间，通常的触发因素不会导致疼痛发作。三叉神经痛有别于其他类型面部痛性疾病的一个重要特征是它不会出现夜间疼痛发作。

三叉神经痛通常是单侧发病。双侧发病者极为少见，即使存在，通常也不会同时出现症状。V_2分支和V_3分支最常受累，V_1分支单独受累概率不到5%。

尽管大多数患者在疼痛发作间期面部没有疼痛症状，但一些病程较长的患者可能在发作间期亦存在轻度持续性疼痛。有些患者在疼痛发作期间还可能会出现其他症状，如面部肌肉抽搐，与面肌痉挛类似，故三叉神经痛曾被称为痛性抽搐。

其他可能的伴发症状还包括自主神经症状，如V_1分支三叉神经痛引起的流泪或结膜充血。如果自主神经症状十分明显，则需要考虑与短暂单侧神经痛样头痛发作伴结膜充血和流泪（short-lasting unilateral neuralgiform headache attacks with conjunctival injection and tearing，SUNCT）和短暂单侧神经痛样头痛发作伴颅自主神经症状（short-lasting unilateral neuralgiform headache attacks with cranial autonomic symptoms，SUNA）之间进行鉴别。

三叉神经痛的另一个典型特征是存在诱发因素和触发区。典型的诱发因素包括冷空气、刷牙、咀嚼或说话。诱发区一般处于受累神经分支分布区内，靠近中线。即使轻触这些诱发区也会引起疼痛发作。而避免诱发疼痛可能导致体重减轻或脱水。

三叉神经痛的疼痛程度和发作频率可能随时间而波动。多数情况下，在每个持续数周至数月的疼痛发作期后会出现无痛的疼痛间期，但仍有少数患者的轻度背景性疼痛会持续存在。

尽管单纯依据临床资料通常就可以做出三叉神经痛的诊断，但是，依然需要完成诊断实验以调查其基础病因。有关诊断研究详见第5章。

三叉神经痛的鉴别诊断范围很广，主要包括与三叉神经痛有相似症状的其他类型三叉神经疾病和头痛。仔细的病史采集通常会有助于鉴别这些疾病。

三、牙痛

与牙科相关的疼痛有时会与V_2分支或V_3分支分布区的三叉神经痛混淆。三叉神经痛表现为锐痛或电击样疼痛，伴有不应期，不会使患者从睡眠中醒来。而牙痛则通常是持续性搏动性钝痛，没有不应期，症状在夜间也不会消失。

四、初次咀嚼症候群

此病症的特点是咀嚼第一口食物时发生短暂的面部疼痛，继续咀嚼时疼痛逐渐减轻。食物的气味也可能成为诱发因素。与三叉神经痛不同之处是这种病症没有皮肤诱发点。这种病症可见于颈喉癌或癌症行颈淋巴结清扫术后患者。

五、痛性三叉神经病

三叉神经病引起的疼痛发生于三叉神经一个或多个分支的分布区内，通常呈持续性，但也可能叠加有发作性疼痛，经常被描述为烧灼痛、酸痛或挤压痛。临床上，在其三叉神经分支的分布区内可发现感觉缺失，触物痛觉症状，冷痛觉过敏症状亦很常见。这种病症很少为特发性，多由创伤、急性带状疱疹或带状疱疹后神经痛等潜在疾病引发的三叉神经损伤所致。

（一）源于带状疱疹的痛性三叉神经病

急性带状疱疹是由水痘-带状疱疹病毒重新激活所致。病毒在急性感染后仍潜伏在背根神经节。任何原因导致的免疫系统功能下降（年龄、恶性肿瘤、免疫抑制剂等）都可能使病毒沿着周围神经传播，并导致神经及相应的神经根和背根神经节发生出血性炎症。疼痛与急性带状疱疹的临床体征相继发生。其特征是单侧三叉神经的一个或多个分支分布区内疼痛，持续时间不超过3个月。其中80%发生于V_1分布区。疼痛程度剧烈，为烧灼痛。疼痛可发生在出现皮疹之前，甚至最终也没有皮疹出现。因而，当V_1分支分布区出现新近发生的疼痛时需要考虑急性带状疱疹的可能。该疾病也可能导致动眼神经（Ⅷ）、滑车神经（Ⅳ）或外展神经（Ⅵ）等其他脑神经麻痹。

（二）带状疱疹后神经痛

带状疱疹皮疹消退后疼痛持续3个月以上，则可诊断为带状疱疹后神经痛。在一些患者中，疼痛可能持续数年以上。疼痛剧烈，为烧灼痛，瘙痒感可能非常明

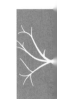

显。急性炎症后，可在周围神经、背根和背根神经节内观察到轴突和髓鞘缺失。背根神经的外周敏化导致的自发性神经元活动可以解释持续性疼痛的发生。

（三）创伤后痛性三叉神经病（曾用名为痛性感觉缺失）

疼痛于三叉神经或其分支损伤之后出现。除疼痛之外，还伴有感觉丧失、痛觉过敏或触物觉痛等三叉神经功能障碍体征。诊断的建立基于直接神经外伤史，损伤机制可能属于机械性或辐射性。面部或鼻窦的外科手术也可能导致痛性三叉神经病。此外，它还可能是神经剥脱手术的并发症之一。

（四）源于其他疾病的痛性三叉神经病

痛性三叉神经病也可源于多种其他科疾病，如多发性硬化症、结缔组织病或占位性病变。

六、三叉神经旁眼交感神经综合征（Raeder 综合征）

此病症以单侧三叉神经的 V_1 分布区内的持续性疼痛为特征，疼痛伴随眼球运动而加重，通常被描述为烧灼性，伴有感觉减退或感觉异常。该病症还同时伴有同侧霍纳综合征：上睑下垂和瞳孔缩小。基础病因包括颅中窝肿物、梅毒或鼻窦炎。另一个重要的潜在病因为颈动脉夹层。

七、灼口综合征

此病症的特点是舌或口腔黏膜有持续烧灼感。该病症通常为双侧发病，最易累及舌尖，伴随症状包括口腔干燥和味觉改变。目前，虽然有人提出了三叉神经感觉神经小纤维病变学说，但就原发性灼口综合征的确切病因尚无定论。该病常见于绝经后妇女。需要排除念珠菌病、糖尿病、维生素缺乏或结缔组织疾病等基础病因。半数以上患者的疼痛症状可以自发改善。

八、持续性特发性面痛（曾用名为非典型面痛）

持续性面部或口腔疼痛，每日至少2小时，持续3个月以上。症状通常被描述为钝痛、酸痛或烦躁不安。因为疼痛发生的位置并不限于特定周围神经的分布区，所以很难界定。疼痛可能始于鼻唇沟或下颌的一侧，蔓延到整个面部和颈部。因为神经系统检查结果正常，又无法发现基础病因，所以持续性特发性面痛是一种排除诊断。虽然许多患者存在抑郁症等情绪障碍，但是抑郁症仍不能被视为这种疼痛病症的病因。持续性特发性面痛应该被考虑为中枢性疼痛的一种类型。

九、中枢性神经病理性面痛

与无法找到病因的持续性特发性面痛不同，中枢性神经病理性面痛存在基础病因，如多发性硬化症或中风后疼痛。

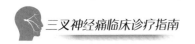

十、其他脑神经分布区的神经痛

尽管中间神经、舌咽神经、枕神经或耳大神经的神经痛也可导致头部或颈部疼痛，然而以疼痛部位为重点的详细病史采集将有助于将其与三叉神经痛加以区分。痛性视神经炎或反复性痛性眼肌麻痹性神经病（曾用名为眼肌麻痹性偏头痛）也可能导致头部或面部疼痛，但伴随的临床特征可明确将其排除到三叉神经疾病的诊断之外。

十一、容易与三叉神经痛混淆的头痛类疾病

（一）偏头痛

偏头痛的疼痛表现为搏动性或节律性疼痛，持续4～72小时，强度为中度至重度。疼痛症状可能因日常体力活动增加而加重，并伴有恶心、畏光和恐音症。通常为单侧疼痛，但也可以是双侧疼痛。可放射至面部，通常在前额或眶周区域最为剧烈。以疼痛模式、持续时间和伴随症状为重点的详细病史采集有助于偏头痛与三叉神经痛的区分。

（二）三叉自主神经性头痛

1.丛集性头痛

丛集性头痛是三叉自主神经性头痛（trigeminal autonomic cephalalgias，TACs）中最常见的一种类型。疼痛发作时间短暂，但程度剧烈。单侧疼痛，并伴有自主神经症状和体征。疼痛发生在眶周或眶内。丛集性头痛的另一个重要特征是疼痛发作时患者会出现躁动不安。

2.其他类型三叉自主神经性头痛

与丛集性头痛相比，其他类型的三叉自主神经性头痛的发作频率更高，持续时间更短，其中一些类型对吲哚美辛治疗有显著疗效。需要特别注意的是，其中的SUNCT和SUNA两种类型，因为其疼痛发作持续时间短且发作频率高，可能与三叉神经痛混淆。幸运的是，其相关的自主神经症状和体征及对治疗的反应可能有助于鉴别诊断，详见表4.2。

3.丛集性抽动综合征

病症的特点是出现三叉神经痛或丛集性头痛类似的疼痛发作，或两者兼有。

表4.2　三叉神经痛和三叉自主神经性头痛

	丛集性头痛	阵发性半侧颅痛	SUNCT[a] SUNA[b]	持续性半侧颅痛	三叉神经痛
女：男比例	1：4.3	（1.1~2.7）：1	1：1.5	2：1	（1.5~1.7）：1
发作频率	隔日一次至每日8次	1~40次/天	1~200次/天	慢性疼痛伴急性加重	几百次/天
发作持续时间	15~180分钟	2~30分钟	5秒~6分钟	慢性疼痛	几分之一秒至2分钟
顿挫疗法	舒马曲坦氧气	不适用	不适用	不适用	不适用
预防性治疗	泼尼松维拉帕米锂其他	吲哚美辛	拉莫三嗪托吡酯加巴喷丁	吲哚美辛	卡马西平奥卡西平其他

注：[a]SUNCT，短暂单侧神经痛样头痛发作伴结膜充血和流泪；[b]SUNA，短暂单侧神经痛样头痛发作伴颅自主神经症状。

● 参考文献 ●

扫码观看

第五章

三叉神经疾病的诊断

Michael Suer

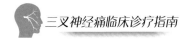

一、简介

三叉神经疾病是面部疼痛的常见原因，由于临床表现差异很大，而且存在多种疾病之间的重叠，其诊断具有很大的挑战性。本章的重点是基于病史、体检和神经影像学研究对这些疾病进行诊断，并在资料允许的前提下，针对这些疾病的鉴别诊断和鉴别要点展开讨论。三叉神经解剖、病因和这些疾病的临床特征已经在先前的章节中进行了讨论。关于这些疾病的治疗将在本书的其他章节讨论。

二、三叉神经痛

（一）发展史

1.ICHD-3的提议，三叉神经痛的诊断应该建立在临床发现的基础之上

A.反复发作性单侧面痛，可出现在三叉神经一个或多个分支分布区内，无三叉神经分布区外扩散，符合标准B和C。

B.疼痛具有以下所有特征：

· 疼痛持续时间为几分之一秒至2分钟。

· 程度剧烈。

· 疼痛性质为电击样、刀割样、针刺样或锐痛。

C.受累三叉神经分布区内无害性刺激可诱发。

D.无法用ICHD-3中的其他诊断更好地解释。

典型三叉神经痛通常是单侧发病，多见于V_2分支和（或）V_3分支分布区内；偶见双侧交替发病患者，而双侧同时发病者极为罕见。值得注意的是，右侧患病的概率高于左侧5倍。V_1分支分布区的症状发作时可伴有自主神经症状，表现为流泪、结膜充血和流涕。当发现自主神经症状时也需要考虑存在SUNCT和SUNA的可能。

有些患者在达到三叉神经痛诊断标准之前会有数周乃至数年的前三叉神经痛症状，常表现为下颌运动或饮水可诱发的持续数小时的鼻窦痛或牙痛。三叉神经痛的疼痛发作及其严重程度可能随时间而波动。在经历持续数周至数月发作期后，尽管有些患者仍有较轻的背景性疼痛，多数患者会有无痛间期。发作次数可从每日少于1次到每日数百次不等。就神经损伤可以导致持续性疼痛和（或）痛觉超敏这一基本规则而言，三叉神经痛显然是一个例外。

诱发因素或诱发区的存在也是三叉神经痛的一个显著特征，对三叉神经痛的诊断具有重要价值。诱发区位于受累的神经分支分布区内，通常靠近口鼻部，患者会小心防护该区域，因为即使轻触这些区域也会引起疼痛发作。常见的触发因素包括冷空气、刷牙、咀嚼、说话或微笑。与之相反，在其他面部疼痛综合征中，患者通常会通过按摩或热疗法来缓解疼痛。

当在参照上述标准建立三叉神经痛诊断的过程中产生疑惑时，则需要排查其他病因。在大多数情况下，痛性三叉神经病可通过详细病史和体检与三叉神经痛区别开来。前者是指由另一种疾病引起的三叉神经一个或多个分支分布区内的疼痛，常伴有明确的神经损伤史。下文将对此进行进一步阐述。

关于疑似三叉神经痛的诊断评估见图5.1。

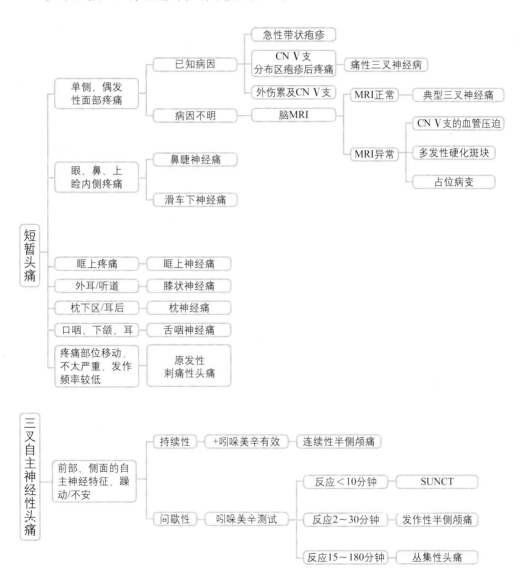

图5.1　诊断流程

2.报警症状

如同对待其他任何类型疼痛症状一样，必须对可能预示更凶险疾病的症状时刻保持警惕。关于报警症状及其可能的相关诊断见表5.1。

表5.1　头痛诊断检查的报警症状

症状	诊断
快速发作	动脉夹层，短暂性脑缺血发作，蛛网膜下腔出血，静脉窦血栓形成，癫痫发作
霹雳式发作	1分钟内达到最大强度蛛网膜下腔出血，出血性卒中，可逆性脑血管收缩综合征，垂体卒中
神经科症状	动脉夹层，中风，巨细胞动脉炎，青光眼
明显的颈部疼痛 ± 发热	脑膜炎
发病年龄＞50岁	巨细胞动脉炎，颅内肿瘤/转移，高血压
因体位或Valsalva动作而加重	特发性颅内高压，窦血栓形成，颅内肿瘤/转移，脑脊液漏
新发/加重头痛，有偏头痛病史	药物使用过度，高血压，颅内肿瘤/转移

3.鉴别诊断

三叉神经痛的鉴别诊断主要包括急性带状疱疹、带状疱疹后神经痛、三叉神经损伤、牙痛等。虽然带状疱疹后神经痛最常累及 V_1 分支，但孤立性 V_1 分支症状在三叉神经痛中却很少见，仅占比不足5%。关于三叉神经痛诊断检查中的鉴别要点见表5.2。

表5.2　三叉神经痛的辨别诊断

诊断	与三叉神经痛的鉴别要点
丛集性头痛	持久性疼痛 眶或眶上痛 可能从睡眠中醒来 自主神经症状
牙痛	局部疼痛 与咬合、热/冷食物有关 牙科检查可见异常
巨细胞动脉炎（颞动脉炎）	持续性疼痛 颞部 通常是双侧 颌跛行
舌咽神经痛	舌、口、喉疼痛 由咳嗽、打哈欠、吞咽引起 发作期间可能无法说话，回避唇/舌活动 试图触摸患侧时发生下意识躲避，具有诊断意义

续表

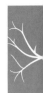

诊断	与三叉神经痛的鉴别要点
颅内肿瘤（听神经瘤、脑动脉瘤、三叉神经鞘瘤和脑膜瘤）	可能有神经科症状或体征
偏头痛	持久性疼痛 畏光和（或）畏声 家族史
多发性硬化症	眼部症状 其他神经科症状
中耳炎	局限于耳部疼痛 检查和鼓室图异常
发作性半侧颅痛	前额或眼部疼痛 自主神经症状（结膜充血、流泪） 吲哚美辛有效 卡马西平无效
带状疱疹后神经痛	持续性疼痛 麻刺感 带状疱疹病史 通常在 V_1 分支分布区
鼻窦炎	持续性疼痛 鼻部症状
SUNCT[a] SUNA[b]	眼或眼周 自主神经症状
颞下颌关节综合征	持续性疼痛 局部压痛 下颌异常
三叉神经病	持续性疼痛 伴感觉缺失
枕神经痛	头后部疼痛
痛性痉挛	明显的半侧面肌痉挛 基底动脉扩张或其他血管畸形压迫三叉神经

注：[a]SUNCT，短暂单侧神经痛样头痛发作伴结膜充血和流泪；[b]SUNA，短暂单侧神经痛样头痛发作伴颅自主神经症状。

（二）体格检查

　　针对三叉神经痛的体格检查具有一定的挑战性，尤其是当患者正处于疼痛发作期间，因为患者可能会因为惧怕诱发疼痛而抵触检查。有经验的临床医师会在开始体检前观察患者的行为，并在征得其许可后再着手开始检查，同时尽可能地避开患者的疼痛诱发区。

　　体格检查的目的是排除其他诊断，因为除非有既往或并存神经疾病存在，否则不应有异常发现。应进行包括脑神经在内的彻底神经病学检查，尤其需要注意检查面部感觉、咬肌体积、咬肌强度和角膜反射。还应检查头部和颈部，包括口腔、牙齿、颞下颌关节和外耳，以排除其他病症。

需要评估三叉神经3个分支的所有感觉功能，包括轻触（棉签）、针刺、振动、热、冷和深压感觉。Lewy和Grant在1938年的报道，以及后来其他的研究证实，25%的三叉神经痛患者会有感觉异常，尽管他们本人对此可能并无察觉。此外，还可以发现时间总和现象（反复恒定强度刺激后引起的疼痛强度异常增加），此为神经性疼痛的特征性体征。虽然典型的可诱发体征足以证实三叉神经痛的诊断，但不应鼓励此类操作，以避免给患者带来不必要的痛苦。

三叉神经支配区感觉异常、角膜反射消失或面部肌肉无力的存在将促使医师进行进一步评估，以探索三叉神经痛或面部疼痛的继发性原因。请参阅下文以进一步了解三叉神经病的体格检查内容。需考虑存在其他类型疼痛的体格检查特征包括以下几点。

- 神经系统检查异常。
- 口腔、牙齿或耳部检查异常。
- 患者年龄小于40岁。
- 双侧症状。
- 头晕或眩晕。
- 听力丧失或异常。
- 麻木。
- 每次疼痛发作持续时间超过2分钟。
- 三叉神经分支分布区外疼痛。
- 视觉变化。

（三）神经影像学

针对三叉神经痛患者没有常规性神经影像学或实验室检查，具有特征性病史而神经系统检查正常的患者无须进一步检查即可进行治疗。然而，由于典型三叉神经痛与继发性三叉神经痛之间的区别并非总是很清楚，因此通常还是需要进行影像学研究。由于CT在评估脑干和脑池方面的局限性，使MRI成为检查的首选方式。神经影像学上最常见的异常是血管接触、桥小脑角肿瘤和多发性硬化症。

MRI作为影像学检查的首选方式，尤其是针对60岁以下的年轻患者，其意义主要在于排除肿瘤或多发性硬化症。有医师建议对所有患者进行MRI检查以调查肿块或异常的神经血管压迫。根据美国神经病学会和欧洲神经病学会联盟质量标准小组的报告，常规头部影像可在高达15%的患者中发现结构性病因（C级）。然而，在支持与反对神经影像证实三叉神经血管压迫的有效性方面，目前还缺乏足够的证据（U级）。

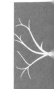

在检查神经血管压迫时，还需要重点了解压迫血管为动脉还是静脉，以及血管与三叉神经池段接触的部位为近端还是远端，三维薄扫T2或T1容积采集技术专用软件可能对此有所帮助。磁共振血管成像（magnetic resonance angiography，MRA）也有助于判断压迫血管的位置，只是其灵敏度较低。虽然高分辨率3D MRA和3D快速非对称自旋回波序列与多平面重建等新技术已经得到评估，但至今尚未获得推荐。总而言之，由于MR对神经血管冲突的敏感性在结果和技术方面均表现出明显的易变性，因此该技术目前尚不可靠。

孤立性脑神经麻痹因其与多发性硬化症的关系而值得特别关注。虽然脑干受累在多发性硬化症发病时很常见，但真正孤立性脑神经麻痹却比较罕见。Zadro等的一项研究显示，三叉神经受累是多发性硬化最常见的一种表现症状（三叉神经痛占1.9%，感觉神经病占2.9%）。值得注意的是，在他们研究的50例患者中只有26例患者的大脑MRI检查呈现阳性改变。使用更新的MRI技术（他们的研究使用1.5 T MRI）可能会使敏感性有所提高。

（四）儿童患者的特点

在所有三叉神经痛患者中，儿童患者占1.5%，与成年人不同之处在于双侧患病和伴有多发性脑神经受压者更常见，分别为42%和46%。儿童三叉神经痛通常是由异常血管、血管畸形、肿瘤、囊肿、动脉瘤或蛛网膜炎引起三叉神经桥前池段神经血管压迫所导致。

三、痛性三叉神经病

如第四章所述，三叉神经病引起的疼痛可发生在三叉神经一个或多个分支的分布区内。疼痛一般为持续性，但经常会出现叠加的发作性疼痛，呈烧灼痛、酸痛或挤压痛，以及痛觉超敏或痛觉过敏。这种疾病通常由三叉神经损伤所致，针对其潜在的具体病因我们将在下面展开详细的讨论。在典型情况下，疼痛区域可伴有感觉受损或缺失，同时可能还存在其他神经病体征和（或）中枢性疼痛的现象。在鉴别三叉神经病与三叉神经痛时，会发现由于三叉神经病的基础疾病进展所导致的神经元受损及所表现出的明显的麻木和（或）肌无力症状。

有关基础病理学的更多详细信息详见第四章。关于三叉神经病的鉴别诊断见表5.3。

（一）体格检查

此处展示的三叉神经病诊断检查概要可作为面部疼痛和（或）麻木患者的检查指南。提出的概念总体上适用于任何病因的三叉神经病和三叉神经痛检查。体格检查应包括对耳、鼻、喉和脑血管结构的全面性神经学评估。

1.一般性检查

目视检查和触诊可以发现颞肌和（或）咬肌萎缩。其他需要检查的肌肉还包括下颌舌骨肌和腭帆张肌。因为下颌会偏向翼肌薄弱侧，所以可以通过观察下颌运动来判断其对称性。当下颌下垂导致口干和分泌物变稠时，患者会表现为口式呼吸。咀嚼肌间隙（开口）或脑干吻侧恶性肿瘤时会发生下颌活动受限，而双侧脑病则会导致下颌前伸和偏斜。

表5.3　三叉神经病的辨别诊断

病史	病因诊断
创伤	意外 外科手术 牙科手术（尤其是第三磨牙） 化学品 照射
炎症/自身免疫	未分化和混合性结缔组织病 进行性系统性硬皮病 干燥综合征 结节病 多发性硬化症
血管	脑桥延髓局部缺血或出血 血管畸形
肿瘤	颅内或颅外压迫 神经周围侵袭 转移 癌性脑膜炎
传染病	麻风病 水痘-带状疱疹病毒 单纯疱疹病毒 莱姆病 梅毒 霉菌
退行性	肯尼迪病
代谢性	二胼替 三氯乙烯 奥沙利铂 糖尿病
先天性	颅底异常 先天性三叉神经麻痹伴或不伴 Goldenhar-Gorlin 综合征或 Mobius 综合征
其他	淀粉样变性 假性脑瘤

2.神经病学检查

　　完整的神经病学检查应从脑神经检查开始。需要评估三叉神经所有3个分支的感觉功能，包括轻触（棉签）、针刺、振动、热、冷和深压感觉。当存在三叉神经病时，患者可能会出现部分或完全感觉丧失，痛觉超敏或痛觉过敏。发现疼痛存在可诱发现象将有利于诊断三叉神经痛而非三叉神经病变，尽管二者都可能出现感觉异常。由于神经感觉测试的诊断价值存在局限性，所以一旦发现神经功能障碍，进一步的神经影像学检查就变得至关重要。此外，还必须注意中枢性机制的参与，如三叉神经感觉核与三叉神经脊束核病变的可能。

反射检查包括下颌反射和角膜（眨眼）反射。

下颌反射又称咬肌T反射，即保持口微张位置，在嘴唇下方以向下的角度轻敲下颌骨。感觉传入神经元投射到三叉神经中脑核，再通过支配咬肌的脑桥三叉神经运动核与同侧传出弧发生串联。该反射是一种单突触动态牵张反射，用于判断投射到三叉神经运动核的上运动神经元的完整性。当上运动神经元受损时，会发生下巴抽搐，否则反射则不存在。

角膜（眨眼）反射表现为刺激角膜时引起双侧直接非随意性眨眼。它由眼神经鼻睫支的感觉传入神经介导，于脑干三叉神经脊束核内交换突触后，投射到面神经核，再经面神经（CN Ⅶ）的颞支和颧支启动运动反应（传出纤维）。测试时需要患者移开视线，用棉签轻触角膜或滴入一滴生理盐水。刺激后即刻观察眨眼反应。如果未观察到眨眼反应，则极可能存在感觉病变。当未被测试的眼睛无反应时，提示可能存在对侧面神经麻痹。如果测试侧无反应，而未测试侧有反应，则可能存在同侧面神经麻痹。长期佩戴隐形眼镜者需要谨慎处理，因为反射可能被减弱。

（二）源于带状疱疹的痛性三叉神经病

1.发展史

急性带状疱疹是一种急性病毒性疾病，由三叉神经节中处于休眠状态的水痘-带状疱疹病毒激活进而侵袭三叉神经（CN Ⅴ）所致。急性带状疱疹的诊断依据来自病史和临床发现。应获得详细病史，包括水痘或急性带状疱疹病史。关于后者，还应该关注以下内容。

- 病变位置（是否越过中线，哪个皮区）。
- 与疾病相关的症状。
- 加剧疼痛的扳机点或区域。
- 患侧肿胀情况。

需要了解患者所体验的疼痛类型，尤其需关注是否符合神经病性疼痛特征［感觉异常、感觉障碍、感觉超敏和（或）痛觉过敏］。

在大约80%的病例中，带状疱疹发生在三叉神经的 V_1。疼痛可能发生于皮疹出现之前，甚至完全没有皮疹出现；疼痛持续时间必须少于3个月（否则归类为带状疱疹后神经痛）。脑神经麻痹还可见于动眼神经（Ⅲ）、滑车神经（Ⅳ）或外展神经（Ⅵ）。

2.体格检查

典型的小水疱通常局限于单个皮区内，V_1 最为常见。皮疹最初表现为斑疹和丘疹，后演变成小水疱和脓疱，最终变干，并于5~7天后出现结痂。角膜中的小水疱可能导致溃疡，需要专家咨询。

膝状神经节综合征（或耳带状疱疹）是一种罕见疾病，表现为面神经麻痹、味觉丧失（味觉缺失）、口腔溃疡和耳道内出现皮疹。该症状来自面神经而非三叉神经。

3.神经影像

针对该疾病的诊断不需要神经影像检查，而需要借助实验室检查。例如，直接免疫荧光法检测水痘–带状疱疹病毒、抗原或聚合酶链反应检测VDV或DNA检测非典型性皮疹。

（三）带状疱疹后神经痛

1.发展史

带状疱疹后神经痛是指在皮疹消退后持续3个月以上的疼痛。尽管在大多数情况下，在皮疹消退后数周至数月内疼痛会自发消退，但有时疼痛也会持续更长时间。另有报道称，再疼痛也可能发生在带状疱疹已经消退数月或数年之后。这种神经病性疼痛可以表现为瘙痒、刺痛、锐痛、烧灼感、痛觉超敏和（或）痛觉过敏。

近期病史的回顾对鉴别诊断极有帮助，包括是否存在单纯性疱疹病毒、脓疱病、念珠菌病、接触性皮炎、昆虫咬伤、自身免疫性水疱病、疱疹样皮炎和药物性皮疹。无论是否出现皮疹，疼痛发生于可证实的急性带状疱疹发作之后都是诊断带状疱疹后神经痛的明确依据。值得警惕的是与带状疱疹后神经痛相关的其他风险因素还包括高龄、前驱疼痛和感觉异常症状。此外，疲劳、厌食、体重减轻、失眠、体力活动减少、抑郁、焦虑和社交活动减少也都可能与带状疱疹后神经痛相关。

2.体格检查

体格检查未必会发现曾经感染的证据。有些带状疱疹感染过的区域可能残留皮肤瘢痕，局部皮肤区域可能出现痛觉过敏、痛觉减退或痛觉超敏，所以医师在开始检查之前应征得患者许可。与三叉神经痛类似，测试应该从轻触开始，然后逐渐过渡到深压。一旦患者感到明显不适，应该即刻停止检查。需要注意的是，该区域也可能发生自主神经变化，尤其是多汗。

3.神经影像

带状疱疹后神经痛的诊断不需要实验室检查或影像学检查。

（四）创伤后痛性三叉神经病

1.发展史

创伤后痛性三叉神经病被定义为由其他疾病及其明确的神经损伤引起的三叉神经一个或多个分支分布区内的头部和（或）面部疼痛。其ICHD-3诊断标准如下：

· 三叉神经一支或所有分支分布区内的面部和（或）口腔疼痛。

· 明确的三叉神经外伤史，以及确切的阳性体征（痛觉过敏、痛觉超敏、感觉

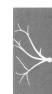

减退或痛觉减退）。

　　·可证实的证据来源：
　　　–疼痛位于创伤性事件累及的三叉神经分布区。
　　　–疼痛发生于创伤性事件后6个月内。
　　·不能用ICHD-3中的其他诊断更好地解释。

　　尽管创伤可能为机械性、化学性、热、辐射或其他需要进一步证实的原因，但创伤后痛性三叉神经病多源于医源性损伤，是神经剥脱或热凝术治疗三叉神经痛的并发症之一，对患者的影响有时可能比三叉神经痛更加难以忍受。

2.体格检查

　　与前述的体格检查过程相似，应进行全面的脑神经检查，感觉测试从轻触（棉签）开始，逐渐过渡到最后的深压。如ICHD-3诊断标准所示，体格检查应与神经病史相符。与之前讨论的三叉神经病类似，创伤后痛性三叉神经病可能表现为痛觉过敏、痛觉超敏、感觉减退和（或）痛觉减退。

3.神经影像

　　与上述痛性三叉神经病类似，该疾病诊断不需要神经影像学检查。

（五）源于其他疾病的痛性三叉神经病

1.发展史

　　当未能发现上述的病因时，则需要进一步深入研究病史，并进行系统分析，以探索其他罕见的可能导致三叉神经病的病因。在病史方面需要考虑的因素包括轻度或完全麻木、眼干燥症、味觉减退、咀嚼力弱或咀嚼困难。

　　此外，还要检查是否存在软腭的功能障碍或听力下降，以及咽鼓管的功能状态，因为翼内肌神经支配腭帆张肌。低温可以引起同侧的角膜水肿，进而诱发视觉障碍（模糊）。

2.体格检查

　　与针对上述疾病及前文所述一样，体格检查时应全面检查神经功能状态及可能导致三叉神经病的其他病因。

3.神经影像

　　因为导致三叉神经病的病变可以发生在三叉神经从脑干到远端的全程路径中的任何部位，所以放射学评估就应该涵盖其中每一个区域，包括上颌神经节的脑十、颅底、三叉神经节、海绵窦，以及三叉神经的颅外走行路径。虽然CT在评估周围神经和骨性颅底方面有一定作用，但如前所述，MRI（增强或不增强）仍是影像检查的首选方式。

四、三叉神经旁眼交感神经综合征（Raeder 综合征）

　　该病以单侧三叉神经 V_1 分布区内的持续性疼痛为特征，并伴有同侧霍纳综合征，表现为缩瞳（瞳孔缩小）、上睑下垂、半侧面部无汗（无汗症）及眼球内陷（眼球沉入眶腔）。

（一）发展史

Raeder综合征的典型症状为疼痛、感觉与运动功能缺陷和（或）以同侧上睑下垂和瞳孔缩小为表现的霍纳综合征（眼交感神经麻痹），与霍纳综合征在症状上的区别在于没有无汗症而有疼痛症状（三叉神经感觉功能尚在），可能存在眼球内陷。

自主神经症状特征为结膜充血或红斑。疼痛经常被描述为发生于眼球内部或周围的间歇性刺痛。与具有明确疼痛界限的三叉神经痛相比，Raeder综合征的疼痛界限含混。

（二）体格检查

与本章讨论的其他疾病一样，全面的脑神经检查包括所有鞍旁经过的脑神经，如动眼神经（Ⅲ）、滑车神经（Ⅳ）、面神经（Ⅶ）和外展神经（Ⅵ）。颈内动脉病变偶尔也可导致Raeder综合征，而不累及鞍旁脑神经。

导致Raeder综合征的检查更加复杂化的一个原因是霍纳综合征，还可能出现在其他病症中，如丛集性头痛、颈动脉夹层或颈动脉瘤。无论如何，单侧霍纳综合征和同时出现的三叉神经受累是检查的标志性特征。

（三）神经影像

神经影像检查应包括脑部MRI和MRA，以除外动脉夹层、血管畸形和动脉瘤。该病症最早曾经被认为是源于颅中窝三叉神经旁区域的占位性病变，还有人认为它可能来自未累及三叉神经旁其他脑神经的良性病变。

Raeder综合征源于累及经三叉神经和动眼神经走行的眼瞳交感神经纤维的颅中窝病变，痛性眼交感神经麻痹来自这些纤维与三叉神经 V_1 分支的汇合处。由于该处发生病变时可能会导致多种脑神经缺陷（CN Ⅱ ~ Ⅵ），所以需要对该区域进行仔细的影像学检查。

五、眶上和眶下神经痛

眶上与眶下神经痛是以眶区持续性疼痛为特征的一种相对罕见的疾病，疼痛表现为持续性，或可伴有各自神经分布区域的电击样感觉异常。疼痛可能发生于创伤后（头部重击，眼周青紫等），也可能为特发性。

体格检查不会发现脑神经病变。青光眼也可能导致间歇性眼痛，不及时治疗可能导致永久性失明，因此需要及时进行眼科检查。针对眶下神经痛，应鉴别是否存在鼻窦和牙科病变。

在没有其他头痛症状的情况下，神经支配区出现Tinel征，并辐射到前额（眶上神经痛）或眶下区（眶下神经痛），对诊断相应的神经痛有提示作用。当患者处于

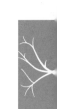

仰卧位并目视前方时，可在正对瞳孔的眶上壁下缘找到眶上切迹；在相同体位下，于眶下嵴的下缘与瞳孔向下的矢状线相切处可触摸到眶下孔。小剂量神经阻滞术后的疼痛缓解将有助于明确诊断。

● 参考文献 ●

扫码观看

第六章

非药物性治疗

Behnum Habibi, Travis Cleland and Chong Kim

一、简介

三叉神经痛是一种少见的面部疼痛综合征。其发病可能与高龄、高血压和其他慢性疾病（如多发性硬化症）有关。报道的发病率为（4～28.9）/100 000。该病症常见于右侧面部，女性患病率高于男性。根据其症状学表现，该病症最初曾被描述为"感觉性癫痫"的一种类型。临床上，典型的三叉神经痛以短暂、反复发作的面部疼痛为特征，单侧发病，分布于三叉神经的一个或多个分支支配区内。与 V_1 相比，三叉神经痛更容易累及 V_3 和 V_2。轻微的面部肌肉运动或皮肤刺激就可能诱发疼痛发作。放射学检查可能发现结构性病因，其中常见的病因包括血管受压或血管畸形、囊肿和肿瘤。可能存在目前可用的监测手段尚无法检测的其他病因。因为自 20 世纪 60 年代以来，在多个对照试验中得到应用并获得成功，抗癫痫药物卡马西平目前仍是被首推的一线治疗药物。手术和经皮神经阻滞/消融疗法常用于治疗顽固性病例。最常见的外科手术是经颅后窝三叉神经显微血管减压术，而经皮三叉神经分支阻滞和射频消融可作为外科手术治疗的替代方法。本章将采用循证医学方法对非药物性治疗和非介入性治疗展开讨论。关于这些治疗手段出现的历史最早可以追溯到 1677 年，当时著名的政治哲学家 John Locke 博士记录了他对患有右侧面部严重剧痛的英国驻法国大使夫人——Northumberland 伯爵夫人的治疗过程。本章将重点介绍比较现代的居家疗法、B 族维生素治疗、针灸治疗和激光疗法。关于三叉神经痛的人口统计学、病理生理学、临床特征和其他常见治疗手段（口服药物、局部注射、手术、心理干预和物理治疗）将在本书的其他章节展开更详细的讨论。

二、家庭治疗

美国神经病学会（American Academy of Neurology，AAN）发布了三叉神经痛治疗临床指南。该指南虽然没有对家庭疗法给予特别评论，但是指南中不建议使用眼科局部麻醉药作为治疗手段（B 级推荐，根据美国神经病学会推荐强度，可在 www.neurology.com 上查询）。国际头痛学会尚未公布三叉神经痛治疗指南。2019 年，欧洲神经病学会（European Academy of Neurology，EAN）基于对现有证据的系统性评价发布了三叉神经痛治疗指南。关于家庭疗法方面，欧洲神经病学会治疗指南认为经皮电刺激可以有效缓解三叉神经痛的疼痛症状，但该治疗模式与标准治疗模式之间尚缺乏比较研究。该临床指南或系统性评价未对其他常见的家庭疗法进行详细的讨论。在这些临床上常见家庭疗法中，避免诱发是一个十分重要的手段（尽管其特异性尚未得到充分研究）。芳香疗法（如薰衣草）的使用较为方便，也常被患者偏爱，然而其对三叉神经痛的应用价值尚未得到证实。最后，指南中还提示，局部加压/低温/加热疗法（如置温豆袋于疼痛部位 10 分钟）对三叉神经痛治疗有效，但其安全性和治疗效果尚需进行充分研究。

所有家庭疗法中使用的替代药物的资料均来自一些基础研究和小型非对照试

验。如乌头汤剂，作为一种传统中药，一直被用于治疗三叉神经痛及其他神经病性疼痛。有动物试验数据表明，乌头汤剂是通过增加神经营养因子的表达和降低C-C趋化因子受体5（CCR5）的表达来发挥作用。另据报道，有4例无法耐受卡马西平不良反应的顽固性三叉神经痛患者接受日本汉方药Go-rei-san治疗获得满意效果。

在一个通过对三叉神经眶下支慢性挫伤建立三叉神经痛动物模型上，一种被称为延胡索的中药显现出疗效。根据《南方医科大学学报》上发表的动物研究报告，这种药物是通过上调大麻素CB1受体发挥作用。日本《麻醉学杂志》介绍了另一种治疗包括三叉神经痛在内的神经性疼痛的药物Yokukansan，并推测其作用机制是下调前额叶皮质区5-羟色胺（5-HT）2A受体和改善髓鞘稳定性。

有人建议使用胶原蛋白和辅酶Q10治疗神经病性疼痛和三叉神经痛。据面部疼痛协会（Facial Pain Association）在线患者支持小组的一篇文章描述，同时服用非处方胶原蛋白和辅酶Q10可降低疼痛强度和发作频率。但是，就此说法目前还缺乏充分资料支持。

接骨木糖浆也曾被用于治疗三叉神经痛。推测的作用机制是来源于浆果中浓缩的"抗氧化剂"和（或）未知的抗炎化合物。根据唯一可见的研究报告描述，是浆果与酒精混合的浓缩物形成的糖浆发挥了治疗功效。薄荷糖也曾被用于三叉神经痛的治疗，但根据多份未发表的报告描述，这些糖果只会导致三叉神经痛症状加重。尽管到目前为止支持这些家庭疗法的资料在质量和数量上都存在局限性，但这些方法依然值得进一步研究，以使之成为治疗手段选择有限的患者的替代治疗方案。

三、维生素治疗

有证据表明B族维生素可以缓解神经性疼痛。*The Lancet*杂志于1954年曾刊登维生素B_{12}治疗三叉神经痛的综述。1952年*Neurology*杂志报道大剂量维生素B_{12}可缓解三叉神经痛。在2012年*Life Sciences*杂志发表的一篇在三叉神经痛动物模型中使用维生素B的调查报告中，研究者发现使用维生素B_1（硫胺素）、维生素B_6（吡哆醇）和维生素B_{12}（氰钴胺）治疗可改善雄性维斯达鼠某些特定的疼痛行为。在该动物模型中，研究者还发现维生素B_{12}与卡马西平的协同作用可以减少伤害性感受。在中国进行的一项包括104例三叉神经痛患者的临床对照试验中，研究者将注射维生素B_{12}与口服卡马西平进行比较，结果显示维生素B_{12}的功效（98.2%）明显优于卡马西平的功效（80.9%；$p<0.01$）。除此之外，还可以发现一些以德语和意大利语在20世纪50年代和20世纪60年代发表的关于维生素B治疗三叉神经痛的研究报道。

四、针灸治疗

针灸通常被认为是一种可以治疗多种病因头痛的安全有效的方法。然而，针灸治疗三叉神经痛的疗效机制目前尚未明确。目前，还没有临床指南或Cochrane综述对针灸治疗三叉神经痛给予评价。截至2020年3月，仅能发现少数几篇关于针灸治疗三叉神经痛的系统回顾，其中包括一篇由Hu等发表于2019年的文章，其资料来源于7个数据库。在该回顾中，研究者共找到33组随机对照试验，得出的结论认为针灸可能会改善三叉神经痛的症状，并特别指出针灸联合卡马西平比单独使用卡马西平疗效更佳。而2009年发表在英国医学杂志*Clinical Evidence*中的另一篇评论针灸治疗三叉神经痛的综述却未能对其疗效得出结论。2010年发表在*Alternative Therapies in Health and Medicine*期刊中的一篇综述检索了关于针灸治疗三叉神经痛的中英文数据库，共发现12项研究符合纳入标准，研究者将其中针灸治疗组（共506例患者）与接受卡马西平治疗的对照组（共414例患者）进行比较，其中4项研究得出的结论认为针灸优于卡马西平，而另8项研究则显示两组之间没有显著差异。该综述的作者同时还指出由于获得证据的方法学质量较低，所以无法进行荟萃分析。尽管与家庭疗法和激光疗法相比，似乎支持针灸治疗三叉神经痛的文献数量更多且质量更好，然而，从总体来说，这些文献的整体质量依然有限，尚需进一步研究。除了传统的针灸之外，也有人倡导采用刺激"穴位"手段治疗三叉神经痛。反射疗法是一种与穴位刺激类似的方法，即在身体的不同部位施加不同的压力。尽管迄今为止还未见有关于这类治疗方法的同行评议研究结果发表，但该疗法仍然得到很多"中医"或具有"传统"医学背景的医者的推崇。中医学手段还包括草药熏蒸。这种方法至少可以追溯到19世纪，虽然也没有同行评议的证据支持，但这些治疗可能都是安全的，并可能给患者带来益处。

五、激光治疗

文献对激光疗法的讨论认为该疗法在治疗三叉神经痛方面值得期待。发表在英国医学杂志*Clinical Evidence*的系统回顾研究对激光治疗三叉神经痛进行了评估，但无法对其疗效得出结论。激光治疗的作用机制是利用单波长光源产生激光辐射和单色光来改变细胞和组织水平的生理机能。与针灸疗法一样，目前尚无任何临床指南或Cochrane综述针对激光治疗三叉神经痛给予评价。截至2020年3月，仅在美国国家医学图书馆发现一篇综述系统地阐述了使用激光治疗三叉神经痛。Falaki等的这篇综述搜索了多个数据库中关于低强度激光治疗三叉神经痛的英文文章，并对2011年之前发表的文章进行了综述。Walker在1983年的一项研究显示经过30次激光治疗后症状成功改善，他于1988年在*Clinical Journal of Pain*上发表的另一篇文章得出结论：经过一年的随访，症状有所改善。Vernon和Hasbun对2例三叉神经痛患者测试GaAlAs激光治疗（一种独特的激光疗法）时发现其良好疗效可持续长达12个月，并将这些结果发表在2008年的*Practical Pain Management*杂志上。在这些研究中可以看到激光疗法的不良反应轻微。总体而言，激光治疗应该被视为三叉神经痛的一种治疗手段，用于治疗难治性或不能耐受常规治疗的不良反应的患者。

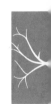

六、其他疗法

目前，还存在其他多种不同的三叉神经痛非药物疗法。本节将对此进行简要的回顾。瑜伽、太极拳及类似锻炼方式的益处与轻度锻炼相似。患有颈椎间盘疾病和青光眼的患者应避免瑜伽中的倒立姿势。作为久坐生活方式的替代品，瑜伽对于无法忍受更剧烈运动的患者尤其有益。在美国国立医学图书馆（PubMed）中可检索到已发表的关于瑜伽与三叉神经痛之间关系的研究报告。

体外冲击波疗法是一种无创性超声治疗方法，通常以软组织为靶点。在*American Journal of Physical Medicine and Rehabilitation*发表的一篇关于使用冲击波疗法治疗三叉神经痛的个例报告中，研究者使用10 Hz超声波照射三叉神经节的体表投射区，结果显示患者治疗后1个月、2个月和5个月的疼痛评分分别从基线的8分降至3分、1分和1分。无不良事件报告。

冥想是一种常见于传闻中的，可能对三叉神经痛有治疗价值的方式，目前尚无将其用于三叉神经痛治疗的研究报告发表。迄今为止，仅发现一个用英文发表的，将带状疱疹后神经痛患者分出正念冥想与对照组的随机对照研究。虽然带状疱疹后神经痛在病因学上与三叉神经痛不同，但也会引起神经病理性疼痛，所以这项研究的结果应该可以推广至其他神经病理性疼痛综合征。研究中的患者总数为27人，采用问卷调查方式进行研究，于入组时、入组后2周和入组后6周时评估疼痛程度。每日进行1~2次冥想，持续时间不断增加，从每次3分钟逐渐递增到16分钟。结果显示治疗组的疼痛和身体功能水平明显改善，提示冥想可能是治疗神经病理性疼痛（包括三叉神经痛）的一种有价值的辅助疗法。

生物反馈疗法是另一种治疗三叉神经痛的替代方式，通过放松训练和生理测量［通常是脑电图、肌电图和（或）皮肤电反应］辅助放松发挥作用。同样，这种疗法的证据也十分有限，尚未见有关其用于三叉神经痛治疗的研究报道。在2018年的一篇关于多发性硬化症相关疼痛的非药物治疗Cochrane综述中，研究者注意到生物反馈疗法有"非常低水平的证据"支持其使用。相比之下，2004年，美国头痛联盟在对生物反馈疗法用于治疗偏头痛进行回顾时，却给出了最高水平的证据支持。催眠疗法和生物反馈疗法一样，是一种诱导放松的行为疗法。在1985年*Anesthesia Progress*杂志发表的一篇关于催眠疗法治疗三叉神经痛个例报道中，有两例难治性三叉神经痛患者接受催眠疗法治疗。治疗过程可分为3个阶段：每日治疗持续1周，然后是每周治疗及最后独立的家庭治疗。治疗后，其中一例患者能够逐渐减少卡马西平和巴氯芬的剂量，而另一例患者的体能和社会功能得到改善。随访3年，疗效一直得以保持。作者确信生物反馈疗法和其他形式的放松疗法可以改善三叉神经痛患者对疼痛的感知能力。

值得注意的是，有患者报告使用矫形器，如护牙托，可以缓解三叉神经疼痛。

推测的机制可能是通过激活其运动纤维来改变三叉神经信号传导，但目前还未见有关于护牙托治疗三叉神经痛的研究报道。面部疼痛协会网站上的文章向三叉神经痛患者推荐另一种矫形器耳塞。同一篇文章还建议将颈托、弹性"头帽"放在头皮上作为一种治疗方法。同样，这些矫形器的作用机制尚不明确。

　　总之，三叉神经痛属于一种相对少见的疼痛性疾病，这必然就限制了替代疗法的研究。然而，三叉神经痛又是一种非常痛苦的疾病，可能对患者的日常生活和整体功能状态带来极大的影响，所以对于不能或不愿意接受药物治疗或手术治疗的患者来说，替代疗法又显得十分重要。在这些替代疗法中，维生素B治疗的证据质量最高，研究结果已经发表在*Neurology*和*Life Sciences*杂志上。然而，比较遗憾的是，大多数已发表的关于维生素B与三叉神经痛的研究报告都来自20世纪中叶，而现代的实验数据有限。尽管针对针灸的系统评估研究在总体的方法学方面质量很低，但其作用机制尚不清楚，针灸一直被认为是治疗三叉神经痛的一种安全有效的替代疗法，已经发表的几项系统性综述认为针灸治疗三叉神经痛存在支持性证据。另外，对乌头汤、Go-rei-san、延胡索和Yokukansan等药物家庭疗法的研究认为这些药剂都有望成为用于三叉神经痛的替代治疗，只是目前可以使用的证据主要限于个例报道和动物实验研究。激光疗法是三叉神经痛的另一种替代疗法。同样，证据来源仅限于小样本病例和个例报告，其作用机制尚不清楚。与本章讨论的其他疗法一样，当患者无法耐受那些更确定的治疗方法时，激光疗法可能成为一个合理的治疗选择。关于避免诱发、芳香疗法和局部加压/低温/加热疗法等简便易行的治疗方法，由于无风险并可能存在疗效，虽然未经证实，也可能成为那些常规治疗的辅助手段。

● 参考文献 ●

扫码观看

第七章
物理与康复治疗

Tiffany M. Houdek

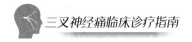

一、简介

三叉神经痛是一种可导致面部疼痛的疾病。单纯物理疗法不可能有效治疗三叉神经痛。三叉神经痛相关的剧烈疼痛可导致头部、面部、颈部和肩部的机械和肌筋膜系统发生改变。随着时间的推移，姿势改变、失用性萎缩和活动规避会导致肌无力，进而引发新的继发性功能障碍。最终，由这种继发性功能障碍引发的面部、头部、颈部和肩部出现的压迫和异常力学改变可能会再成为潜在的致病因素导致三叉神经的症状进一步恶化。没有物理治疗干预的情况下逆转这些变化极具挑战性。这些继发性损伤引起的持续性面痛可导致持续的活动受限和参与受限。在临床实践中，许多患者除了患有三叉神经痛外，多伴有继发性面部疼痛综合征（图7.1）。

物理治疗师是诊断和治疗人体运动系统的专家。为了获得整体性最佳的治疗效果，需要强调对疾病的全方位了解，包括继发性改变和功能障碍程度。本章旨在对受三叉神经痛影响的人体多部位之间的相互作用进行综述，并论证物理疗法在医疗团队中的作用及其治疗与三叉神经痛相关的原发性和继发性功能障碍的能力。

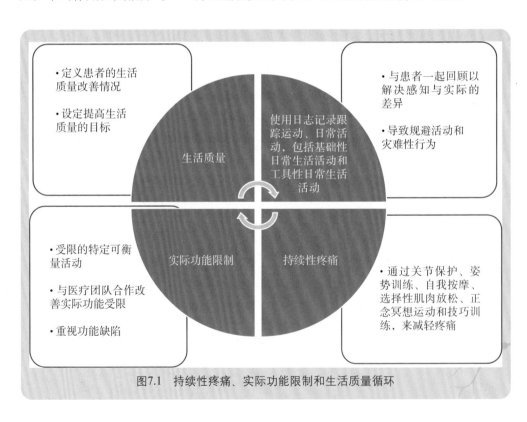

图7.1 持续性疼痛、实际功能限制和生活质量循环

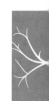

二、物理治疗及其在医疗团队中的作用

美国物理治疗协会在已建立的理论和科学知识基础之上提出物理治疗实践路径。针对运动系统功能障碍的治疗手段的创新是该领域不可或缺的一部分。物理治疗师使用临床手段帮助重建、维持和促进达到最佳的生理功能状态。物理治疗师属于健康护理专业人员，职责是确定运动诊断，并在整个生命周期内对患者进行治疗。

物理治疗师工作内容如下。

·诊断和治疗运动功能障碍，提升生理和功能水平。

·重建、维持和促进最佳生理功能，以及与运动和健康相关的最佳身心健康和最佳生活质量。

·预防疾病、功能障碍、环境或损伤可能导致的功能下降、功能受限与残疾的发生、出现和进展。

术语"物理治疗"和"理疗"及术语"物理治疗师"和"理疗师"属同义词。物理治疗师评估运动系统，它是身体系统的整合，产生和维持运动需要身体各个功能层面的参与。人类运动是一种特定背景下的复杂行为，受社会、环境和个人因素的影响。运动系统的识别和验证对于了解人体的结构、功能和潜在问题至关重要。物理治疗师的职责是对个体的运动系统在整个生命周期范围内进行评估和治疗，以促进沿最佳路径的改善；诊断功能减退、活动受限和参与受限，并及时提供预防与干预措施。

在医学上，物理治疗师可以进一步专业划分到人体运动系统的各个方面。骨科物理治疗师经常会面对疼痛患者，尤其擅长帮助患者从外科手术、创伤（如机动车事故）、扭伤、拉伤和其他导致可能急性疼痛的事件中恢复。骨科物理治疗师还可以对导致持续性疼痛的疾病进行专业性治疗。疼痛物理治疗师的作用是参与组成医疗团队的整体治疗计划，减少患者疼痛并治疗任何其他可识别的功能障碍。三叉神经痛患者通常会出现肌肉痉挛、扳机点、肌筋膜活动受限、肌无力、柔韧性下降、姿势失衡、生理性退化等功能缺损，均属于反复发作的剧烈疼痛所致的继发性损伤和功能障碍。

有研究表明，针对持续性疼痛状态采用多模式治疗十分必要。目前，就指导物理治疗师对三叉神经痛进行针对性治疗方面还未见有研究报道。然而，在物理治疗中，区域相互依赖性的重要意义已经得到了充分研究，并提示一个能够提供多模式治疗方案的医疗团队对获得最佳疗效至关重要。整合多种医学干预措施，包括缓解疼痛，心理干预及针对运动系统在恰当时间给予恰当手段物理治疗，会增加患者对原本无法耐受的物理治疗干预措施的耐受性。医疗团队需要协作一致以获得患者在功能和生活质量方面的改善。

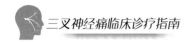

三、区域相互依赖：医疗团队

区域相互依赖一词一直被用来描述一个对可能看似无关的事件产生影响的事件或干预措施。因此，在治疗持续性疼痛患者时，整个医疗团队的交流与合作非常重要。三叉神经痛的特点是突然剧烈疼痛发作，而诱发疼痛发作的因素可能根本不存在或很难确认，所以患者有可能将这些疼痛发作归因于最近发生的事件，如物理治疗训练或药物改变（图7.2）。整个团队的合作有助于获得最佳治疗效果和更好地了解任何可能发生的下游效应，进而消除治疗计划中潜在的负面效应，如患者的感觉与预期效果之间存在差异（图7.3）。

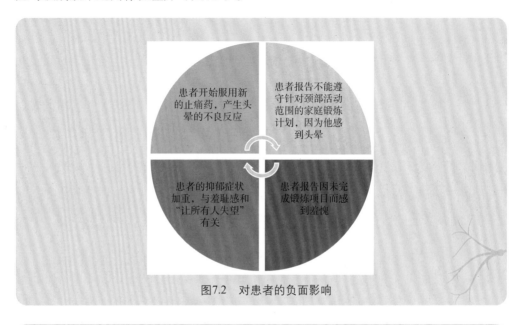

图7.2 对患者的负面影响

图7.3 对疼痛、活动受限和参与受限的积极影响使残疾程度降低

四、区域相互依赖

运动系统

关于骨骼肌肉原因，区域相互依赖是指远端解剖区域看似无关的损伤可能导致或与患者的主诉相关。在这种情况下，三叉神经痛可能直接或间接受到身体其他部位损伤的影响。这些身体区域之间的距离与患者体验到的症状的严重程度无关。物理治疗师将首先评估疼痛的主诉区域，然后凭借现有手段对损伤及其相应治疗进行评估与判断，尤其是当一线治疗无效时。这对于像三叉神经痛这样顽固性疼痛症状尤其重要。图7.4显示了运动系统各区域如何随着时间的推移而受到影响，从而导致进一步的损伤。而针对三叉神经的治疗对这些损伤不会发生作用。

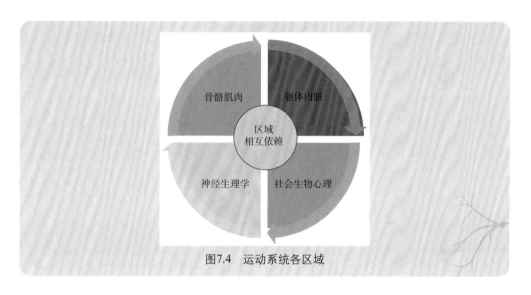

图7.4 运动系统各区域

对于三叉神经痛，区域相互依赖的概念可被作为物理治疗的最佳循证治疗的哲学依据。当前的物理治疗的证据支持临床上区域之间存在关联性。针对三叉神经痛而言，对颈椎、胸椎和肋骨及肩部的力学、肌筋膜、中枢和周围神经系统进行全面评估具有重要的临床意义（图7.5）。当使用区域相互依赖的概念时，才可能在临床上获得显著的变化及随之而来的良好疗效。物理治疗师治疗的区域虽然可能远离疼痛区域，但是能够对整个机体产生影响，尤其是当患者不能耐受疼痛部位的治疗时，这种治疗模式就显得更有价值。

此外，肌肉功能的改变会导致新的症状和一系列其他影响，使生活质量下降。图7.6显示了肌肉功能改变如何导致明显的活动受限和参与受限，从而显著降低患者的生活质量。物理治疗师通过多种物理干预手段，处理每个实心箭头所提示的损伤变化。这表明在不直接治疗三叉神经痛的情况下，仅通过调整呼吸力学就可以使生活质量得到明显改善。

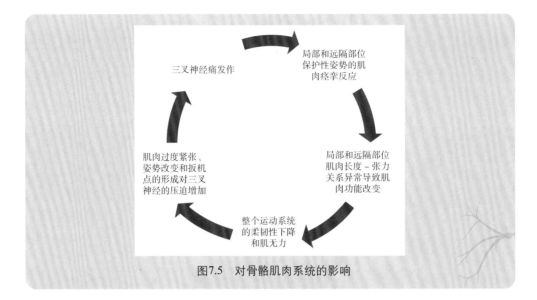

图7.5 对骨骼肌肉系统的影响

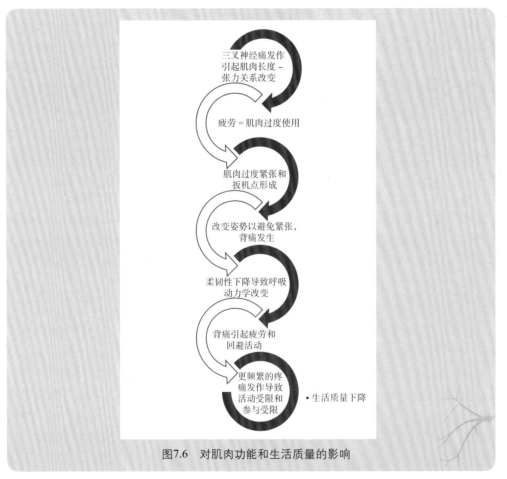

图7.6 对肌肉功能和生活质量的影响

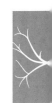

在使用熟练的物理干预手段治疗背痛的同时，也需要对保护性肌痛反应引起的姿势失衡加以干预。由于三叉神经痛发作会降低参与日常活动的能力，所以对日常活动加以测量有助于减少疲劳和肌肉过度使用。

选择性肌肉放松训练、自我软组织动员、临床肌筋膜松解、干针治疗，针对面部、颈部、上背部和肩部张力的正念活动及针对改善身体上半部分肌肉的长度–张力关系的冥想运动都有助于改变张力–疼痛循环，从而可以改善功能。

五、物理治疗评估

物理治疗评估内容涉及多个方面，以便了解整个人体机能及其所处环境。评价将以运动系统为中心，包括相关的运动受限和参与受限，通过详细的主观交流和客观检查来确定功能限制和损伤程度。综合这些因素，物理治疗师确定运动系统诊断和治疗计划。在医疗团队中，物理治疗师的作用是参与制订团队治疗计划，以改善患者的功能和生活质量为工作目标。

初次就诊时进行仔细的主观问诊非常重要。根据区域相互依赖理论，除了既往的损伤或外科手术外，疼痛症状的病史也很有价值。通过主观问诊和患者自定义疗效评价工具，如颈部残疾指数和（或）Quick-DASH，来获取包括活动受限和参与受限的功能限制资料；再通过患者自我疗效报告工具，如VR-12量表或SF-36量表，评估患者的生活质量以辅助确定并量化其临床状态，包括睡眠。在初次就诊时对患者的疼痛特征及其对生活的影响获得清晰的了解至关重要，因为物理治疗师在随后的整个治疗计划中经常需要参考初次就诊结果，以评估其变化。

疼痛的主观报告比0～10数字疼痛量表的评级更复杂。物理治疗师通过询问来获得对疼痛的多角度描述，如静息状态，以及低、高和平均水平活动时的疼痛症状。此外，还需要了解疼痛的频率和强度，因为这是可以测量的量化指标。例如，持续性面痛和头痛可与三叉神经痛并存。患者可能会描述存在10/10的严重疼痛发作，随着时间的推移逐渐消退，每日发生7～10次；同时还报告在头、颈和肩部存在评分为6/10的持续性酸性钝痛，久坐和长久站立时会加重。进食时，特别是咀嚼牛排或口香糖等物品时，可使单侧面部疼痛增加到9/10，而说话会导致双侧面部疼痛增加到7/10。休息可缓解说话时的疼痛，但对剧烈的发作性疼痛没有影响。患者还可能抱怨在头顶存在与钝痛无关的持续性挤压性疼痛，强度达到3/10。所有这些疼痛描述、频率和强度都是可能发生变化的因素，所以仔细地主观问诊有极其重要意义。

从区域相互依赖的角度出发，还需要全面了解患者的其他肌肉骨骼和神经系统疾病的病史，并对其接受的药物治疗进行审查。物理治疗师在药学筛查方面接受过充分的培训，有能力判定所使用药物在物理治疗过程中的适当性，并将任何有关警报信息传达给医疗团队。

因为许多药物会对运动系统产生影响，所以药物筛查十分重要。物理治疗师需要了解这些药物，掌握其药代动力学，以及它对患者的生理和生化系统的作用方式，从而调整其治疗方案以使药物作用达到最大化。几十年来，药物和物理治疗手段一直被及时地用于干预骨科手术后的急性重度疼痛。缓解疼痛有利于患者更好地忍受随后的康复性训练活动，进而获得更明显的功能改善。干预时机不当会导致患者拒绝参与物理治疗，进而导致失用性萎缩、身体失调和挛缩等有害事件的发生。以医疗团队的治疗计划为蓝本，疼痛物理治疗师与团队配合使用处方药和其他手段来提高患者对治疗计划的参与度。物理治疗的范畴还包括维持药物或治疗手段对神经功能、肌张力、平衡、头晕、感觉等方面产生的生理和生化影响的平衡，以及观察意外事件或限制物理治疗事件的发生。

运动系统的客观检查需要侧重于以下几个主要元素：观察分析、触诊评估、活动范围测量、肌力客观测量、关节活动评估、柔韧性评估、平衡能力评估及其他必要的骨科或神经科特殊检查。同时还需要进行神经病学检查以确定症状与转诊医师的临床发现一致。

基于主观问诊中注意到的功能限制，观察时应侧重于对姿势对称、步态、转身和移动能力进行分析。运动分析可借助让患者执行功能性任务来完成，应特别注意其代偿策略。在观察分析过程中需要特别留意关注肌无力、柔韧性缺陷和平衡障碍等体征，以便于进行进一步检查。

三叉神经痛的触诊检查应侧重于头、面、颈及肩带部位。需要评估触摸敏感性、麻木和压痛阈值，以及肌筋膜限制程度、静息肌张力和活动性或潜在性扳机点的存在等。检查还应该特别关注主要呼吸肌和辅助呼吸肌，由于持续性疼痛的抑制作用，这些肌肉的功能改变十分常见，表现为肌肉活性变弱和呼吸时机不当。感知运动系统中肌肉收缩的时机可以让物理治疗师了解作用于周围结构的潜在生物力学变化。当生物力学发生改变时，尤其是在面部，异常力量会导致周围结构的过劳和受压。

需要评估脊柱、颞下颌关节和肩部的活动范围以判断是否存在潜在的活动受限。美国骨科医师学会为大多数物理治疗师使用的主动性活动范围定义了正常值范围。如需参考，请参阅Norkin和White出版物。主动性活动范围受限可能源于肌无力、柔韧性缺陷和关节活动受限。对疼痛阻力序列进行评估可以使物理治疗师了解主动性活动范围限制所涉及的组织结构，而对被动活动范围的评估有助于了解特定关节运动时的可用成分。被动活动范围受限可通过某些特定的治疗手段得以改善。当然，被动活动范围的受限类型可能对物理治疗的有效性产生影响，例如，晚期的颞下颌关节炎导致的被动活动范围受限就不太可能通过物理治疗干预得到改善。因此，物理治疗师将会把他们的治疗策略调整为代偿性干预和关节保护，而不是关节运动与功能重建。

物理治疗师通常偏爱使用Kendall定义的肌肉力量评估方法。作为参考点：Kendall的徒手肌力测定法使用5分制量表，测定需要受试肌肉在反重力动作的中间位置保持稳定5秒。当然，临床上也会经常使用来自不同作者的5分制量表来进行力量评估，此时被测试肌肉可能并非在中间位置、反重力位置或维持稳定5秒，这一点值得注意，因为如此可能会导致病历记录上的差异。物理治疗师使用Kendall肌肉力量评估方法可以对功能性力量方面进行全方位评估。

对三叉神经痛患者的力量评估应侧重于整个上肢和面部肌肉，包括斜跨模式评估。疼痛导致对侧下肢力量不足的现象并不少见。持续性疼痛很容易引起患者回避活动，随后就可能出现失用性萎缩、肌无力和身体失调。

关节活动评估的范围包括颈椎、颞下颌关节、胸椎、胸廓、盂肱关节、肩锁关节和胸锁关节。依据物理治疗的区域相互依赖理论，评估至少应该涵盖受累部位上方和下方的一个关节。当代疼痛治疗理论中也指出，当存在关节活动性缺陷、肌无力和柔韧性缺陷时，会出现行走活动时力的吸收不良，进而导致下肢与地面之间发生的反作用力对身体上部产生影响，典型的表现是患者报告"我走路时脸疼"。妥善处理下肢功能缺陷可通过减少身体的力量传递来消除来自地面的反作用力。

发生在双侧上肢的肌肉柔韧性缺陷会涉及所有呼吸肌。柔韧性是指肌肉相对于肌张力（肌肉的静息长度）改变长度的能力。肌肉高张性和扳机点的存在会导致柔韧性下降，然而，柔韧性缺陷不会产生高张性和扳机点。与可能是暂时或持久性的肌肉高张性、痉挛和扳机点相比，柔韧性缺陷作为一种适应性变化，多是随着时间的推移而逐渐显现。只有解决真正的功能障碍才能改善物理治疗计划中的功能结果。

在彻底检查并明确运动系统诊断后，在综合考虑并配合医疗团队的整体治疗计划的基础上建立特定的治疗计划，以最大限度地提高疗效。物理治疗运动系统诊断示例如下。源于三叉神经痛的运动系统诊断：中枢敏化、姿势功能障碍、同侧运动功能发生改变的面肌内存在活跃的扳机点引发肌筋膜限制并导致双侧上肢的上交叉综合征。

六、物理治疗措施

有多种治疗措施可用于治疗三叉神经痛及其相关疾病。以下为推荐的治疗方案。

脱敏即对疼痛区域以循序渐进的方式进行物理接触以减少疼痛反应的过程。在日常生活中系统使用各种不同材质、温度和压力以重新培养患者对物理性刺激的疼痛反应是治疗成功的重要因素。在脱敏过程中需要使用客观陈述和视觉生物反馈对系统进行反复校对。

面部脱敏：设置基线，患者需要先确定自己可以处理哪些问题。每个人都各不相同，疼痛反应也不同。首先对患者的面部不同类型的感觉（热、冷、压力、麻木、刺痛、剧痛、钝痛、电击样痛、酸痛、灼痛等）进行客观量化分析，然后在图表上记录患者的感受，并探索可以帮助物理治疗师修改脱敏计划的模式。

需要脱敏的感觉有很多种。典型的做法是从最容易忍受的那种开始，逐步过渡至最难以忍受的情况。

·压力：有高度的可变性，可以通过多种方式处理。后文将通过一个示例展示如何进行操作。

·温度：通常在可耐受范围之内，可能存在基线温度改变或对刺激的感知改变。例如，将温热刺激识别为痛性寒冷。刺激应该从适当的温度开始，逐步向高或低递增，直至患者可容忍的最大温度变化。

·质地：患者通常很难耐受不同的质地。绝大多数人对从非常光滑到非常混杂的过程耐受良好。典型的顺序如下：丝绸、聚酯纤维、涤棉混纺、棉、光滑毛巾、旧毛巾、灯芯绒、灯芯绒背面、地毯片、粗麻布。您也可以使用乳液、乳霜、50/50奶油糖磨砂膏、100%糖磨砂膏、杏子磨砂膏等液体。

下面将介绍一种压力脱敏过程的一个示例。相同的概念也适用于温度和质地。从可以忍受的感觉开始，通过持续和频繁的刺激使神经系统对其感到"厌倦"。7~10天后，更改为敏感的压力、温度或质地，重复进行，每7~10天进展一次，直到可以承受所有压力、温度和质地。

压觉：将计时器设置为5分钟，开始于每日3次，目标值是非睡眠时段每小时5分钟。

在脱敏过程中很重要的一点是感知疼痛，同时，需要训练患者寻找与压力相关的其他感觉。患者在施加压力时需要控制压力大小和持续时间。当熟练掌握后，最重要的目的是将思想重新集中在实际体验上，而非感知体验。

告诉患者尝试将注意力集中在手触摸脸时的知觉/感觉上。客观地指出："我的手在触摸我的脸""我的手在稳固而有力地触摸我的脸""我的手在轻拍我的脸"。

循环执行（①→③，然后重复①→③）直到时间结束。

操作后监测指标：无变化=好，症状改善=好。症状增加超过15分钟=咨询物理治疗师以调整参数。每7~10天增加持续时间、频率或压力。

循环：①稳定静压：左手放在左脸上，右手放在右脸上，移开左手，放回左手，重复10次；②轻微连续移动触摸：双手同时从眼眉开始到颧骨，颧骨到上唇，上唇到下颌角，下颌角到下唇，重复10次；③轻拍连续移动触摸：双手同时从眉毛开始到颧骨，颧骨到上唇，上唇到下颌角，下颌角到下唇，重复10次；④图7.7展示干预措施实施流程，箭头显示每3天引入一种新的脱敏技术，每9天改变一次温度，需要患者始终如一的依从性才能达到效果，每种类型脱敏时间为5分钟，频率为每小时1次，总体目标为完成每种类型的感觉体验至少每日3次。

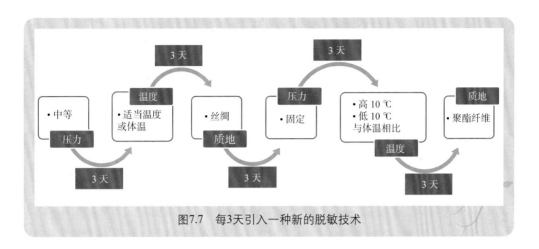

图7.7 每3天引入一种新的脱敏技术

　　分级运动想象：这是一个三阶段的治疗过程，推测的作用机制可能来自对躯体感觉皮层和中枢疼痛反应模式接受身体和运动刺激处理过程的再训练。第一阶段的重点是侧别训练，侧重于重新训练患者判断左右两侧的能力，通过测量患者在观察人体图片时的准确性和反应时间来实现。随着治疗的进展，图片的复杂性增加，需要更多的认知处理。目前，已经开发出的应用程序允许患者在其智能手机或平板电脑上使用这些应用程序进行培训。第二阶段内容是明确的运动想象，侧重于对通常会导致疼痛的运动或任务的想象。患者在想象这些运动时，需要致力于降低对这些运动或刺激所导致疼痛的预期。这一点尤其重要，因为一定范围的运动或轻触都会引发中枢敏化患者的疼痛反应，使其他物理治疗干预难以忍受。系统性想象运动治疗与脱敏治疗相结合，以减少疼痛反应。第三阶段是镜像疗法。在该阶段，使用镜子可以直观地看到镜子中未患病侧的任务执行、动作或面部表情，但它将显示在患病侧，即镜像。在视觉上，这允许患者在镜子中"看到"正常的一侧。适当时间后，可以通过移动镜子的位置使患者在再训练过程中看到他们患病侧的任务执行、运动或面部表情。

　　肌筋膜治疗包括临床手法软组织松解术、干针联合或不联合电刺激扳机点松解术及面、头、颈和肩部的肌筋膜松解术。手法治疗还可能包括对其他因失去运动功能而无法活动的关节进行的松解术。图7.8显示了一项家庭锻炼计划，可用于训练患者进行居家肌筋膜治疗。诊所的物理治疗师也会使用类似的技术，使更多的扳机点得以松解。

　　姿势再训练对于改善各种姿势下重力线经过人体的通过非常重要（图7.9）。人体需要通过许多滑轮来适应直立，抵抗地球引力，并获得足够的力量用于运动和保持姿势。肌肉、肌筋膜、关节和韧带在实现这种复杂功能的同时还蕴藏有巨大的代偿能力，并由此产生体内的异常力量，久而久之，这些异常的力量就可能会引发持续性疼痛。重建最佳姿势会减少这些力量，进而减少疼痛反应。

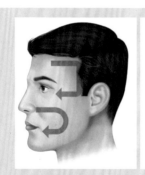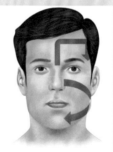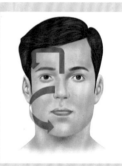

图7.8　压力法面部肌筋膜松解术

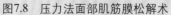

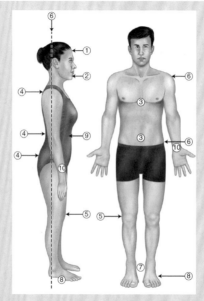

①眼睛水平；②下巴略微内收；③腹部收紧；④上拉以保持脊柱曲线；⑤膝盖伸直，避免过伸；⑥骨盆与肩部对齐，与身体同轴；⑦保持足弓；⑧脚踩地面，压力均匀地分布于整个脚掌；⑨肋骨内拉；⑩手腕放松。

图7.9　站立姿势协调：理想状态

姿势矫正：坐姿时胸骨提升。

· 将手放在胸骨上。

· 将胸骨向天花板提起。

　　– 您应该感觉到您的体重转移到骨盆的坐骨结节（坐骨）上。

　　– 肩胛骨会自然地向下和向后拉，腰部会出现轻微的曲线，腹部肌肉应该参与进来。

　　– 头部和颈部位置会随着下巴的轻微收起而改善。

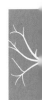

每5~6分钟或每小时10次执行此姿势矫正。

许多人发现将姿势矫正与环境任务联系起来很有帮助，如调整眼镜、查看时间/电子邮件或接听电话等。可以在每次调整眼镜时进行姿势矫正。

驾驶或长时间坐立时，姿势矫正是必不可少的。如果可能的话，将座椅中的腰部支撑放气。进行胸骨提升，腰部支撑充气，调整后视镜。如果您在旅途中无法透过后视镜进行瞭望——进行姿势矫正。在红绿灯和（或）停车标志处进行姿势矫正。

姿势矫正的频率对培养保持姿势肌肉的力量很重要。身体应将学习最佳对称姿势，并使保持良好的姿势成为一种习惯。鼓励多加活动，尽量避免在不改变姿势的情况下进行超过30分钟的坐姿任务，以减少对关节的压力。

面部的神经肌肉再训练可用于减少由持续性疼痛引起的代偿。通过头、颈、肩和面部的选择性肌肉放松，以及视觉、生理和语言生物反馈手段重新训练面部在日常生活中的正确使用。

经皮神经电刺激和神经肌肉电刺激具有减轻疼痛或增强受累肌肉反应的功能可用于上述治疗过程。尽管单独使用这些手段不会改变患者的运动系统症状，但可以作为工具辅助治疗计划的执行。

经皮神经电刺激装置说明（患者使用说明书样本）如下。

放置：将电极放在清洁干燥的皮肤上，不要使用乳液。按照以下模式之一在疼痛区域周围放置电极。确保电极之间保持充分距离（电极本身的距离）。通常每个方向相距约2英寸。

安全提示：避开任何破损（开放）的皮肤区域，如愈合中的切口、切口、擦伤或患有皮疹、湿疹、牛皮癣的皮肤；不要放在胸部或颈部的前侧；不要放在脸或生殖器上；使用前，确保电极和设备清洁且处于良好工作状态。

并联：电刺激（黄色）在电极（1、2、3、4）之间传导，导线为箭头（↔）。

1↔2

3↔4

干扰：连接电极1和4、2和3，会生成X波电刺激，产生更大的治疗面积。

脊柱电极放置治疗肢体疼痛：也可以将电极放在脊柱上，治疗手臂或腿部的疼痛。请与治疗师讨论适合自己的最佳放置。

程序或脉冲频率/脉冲宽度/波形：许多经皮神经电刺激装置都有预设程序可供选择。其他经皮神经电刺激装置需要旋转仪表盘手工设置。请参阅经皮神经电刺激装置用户手册使用。装置上可能有以下程序。

·持续型：恒定/持续性电刺激通常被表达为"嗡嗡声"。推测该类型的作用机制为通过阻断来自身体的危险信息到大脑的传递而降低疼痛反应。

·脉冲型：电刺激的脉冲周期通常被描述为"快速节拍"。推测该类型的作用机制为刺激大脑自身化学止痛剂（如内啡肽）的释放。

·调制型：通过不断改变电刺激强度以避免习惯于经皮神经电刺激。通常感觉电刺激在四处游走。调制程序通常使用连续应用程序。一些设备将不同类型的刺激组合到一个程序中。

与治疗师讨论经皮神经电刺激装置的选项，以找到最适合自己的应用。

强度：从经皮神经电刺激获益所需的强度因人而异，因应用程序而异。这也导致经皮神经电刺激会话程序的不断改变。当我们试图操纵神经系统来缓解疼痛和改善功能时，疼痛的基线水平和其他因素会影响您在给定时间需要经皮神经电刺激强度的大小。

感受到电刺激的点称为阈值。无法忍受的电刺激点称为忍受阈值。当刺激变为疼痛时，我们将其称为有害刺激。为了达到缓解疼痛和改善功能的目的，我们希望电刺激强度处于阈值与忍受阈值中间位置，而不产生有害刺激。

推荐的方法是在首次与经皮神经电刺激会话时，首先找到自己的阈值，然后将其提高1~2点，并在疗程中不断进行调整，以了解对刺激的感受。当识别到电刺激强度过高时可根据自己的需要适当降低强度。目前的研究支持使用"没有疼痛的强烈感觉"，以获得最佳效果。

安全提示：如果您在经皮神经电刺激治疗过程中感到不适，请停止治疗并告知您的治疗师。如果您感到电极下发生任何疼痛、刺痛或灼痛感加剧，应立即停止使用。在推荐使用经皮神经电刺激缓解疼痛之前，您的治疗师将进行医疗检查并与您的医疗团队讨论。孕妇、有留置神经刺激器或起搏器，患有癫痫、恶性肿瘤或传染病的患者在应用经皮神经电刺激之前需要获得医师的批准。将电极放置在皮肤感觉减弱的区域使用时需要特别谨慎，因为我们的处置是以您感受到的刺激程度为依据。在大多数情况下，电极是被粘贴使用，因此也需要注意是否对电极的黏合剂或其他成分过敏。

持续时间：应用经皮神经电刺激的时间长短因患者而异，可以根据缓解疼痛的需要控制使用时间。有些人发现30分钟的经皮神经电刺激会有所帮助，而其他人可能只在疼痛加剧时使用经皮神经电刺激，需与您的治疗师讨论适合您的持续时间。典型的模式为：开始每次15分钟，每日3次。

安全提示：当发生以下几种情况时，您应该停止使用经皮神经电刺激：睡眠时；设备有可能潮湿时；或者正在服用药物难以集中注意力时。

电极维护：大多数电极可以多次使用。移除电极后，应将其放回塑料袋中并密封。通常情况下，电极可以使用10~15个疗程。如果电极的黏性接近耗尽，请确保不要将电极插入设备，然后在黏性侧滴几滴水，并在电极上摩擦。这将重新激活黏合剂，可以再使用1~3个疗程（图7.10）。

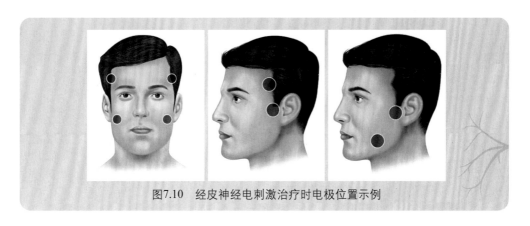

图7.10　经皮神经电刺激治疗时电极位置示例

正念冥想运动：太极拳、瑜伽、气功也可作为治疗持续性疼痛的全身性方式。这些古老的运动形式利用了内在性的呼吸、意念和关节位置觉，物理治疗师还在这些运动中融入了神经肌肉再训练的元素来解决恐惧回避行为和疼痛反应过度行为。通过这些运动使迷走神经和交感神经系统受到刺激正是物理治疗师所期待的治疗效果。

物理治疗的目标：三叉神经痛会给患者带来明显的功能障碍，除了疼痛外，还会伴有活动受限和参与受限。物理治疗师与医疗保健团队和患者合作，以跨专业的模式，以区域相互依赖理论为依据，提供以患者为中心的医疗服务，以实现改善功能和生活质量的目标。本章可以作为评估和治疗的大纲。

参考文献

扫码观看

第八章
药物治疗

Elizabeth Lake

一、一线治疗（表8.1）

（一）卡马西平

最早的关于卡马西平治疗三叉神经痛比安慰剂更有效的报道是发表于1966年的一项随机对照试验。当时的服用剂量是从100 mg每日3次到200 mg每日4次。使用卡马西平两周后患者疼痛改善58%，而安慰剂组改善26%，两者之间的差异具有统计学意义。试验中还发现服用卡马西平后疼痛发作次数减少68%，疼痛被诱发次数也同时减少，包括进食（71%）和接触（82%）。服用卡马西平的患者约50%出现不良反应，主要是眩晕（感觉不平衡/头晕）。当患者长时间服用该药物时，这种情况往往会有所改善。

在20世纪60年代后期进行的4项卡马西平与安慰剂对照试验中发现，需要治疗的数量为1.7 ~ 1.8，药物可同时降低疼痛发作的频率和强度。该分析还发现，轻度不良事件的伤害值是3，严重事件的伤害值是24。

卡马西平是一种抗惊厥药物，作为钠通道阻滞剂发挥作用。它通过稳定神经膜以减少神经放电和突触的信息传递。它主要由肝脏和小肠中的CYP3A4代谢。因为卡马西平也诱导CYP3A4，因此随着患者用药剂量的增加，药物的初始代谢也将增加。对于肝病患者，需要考虑低剂量，而肾功能衰竭患者则无须调整剂量。

表8.1 治疗三叉神经痛的药物

药物	证据水平	常用剂量	不良反应	监测
卡马西平	I / II	600 ~ 800 mg/d	低钠血症、再生障碍性贫血、肝功能衰竭、史蒂文斯 – 约翰逊综合征	血常规，血钠，肝功能检测，*HLA-B*1502* 基因检测
奥卡西平	II	300 ~ 600 mg 每日 2 次	低钠血症、再生障碍性贫血、肝功能衰竭、史蒂文斯 – 约翰逊综合征	血常规，血钠，肝功能检测，*HLA-B*1502* 基因检测
巴氯芬	II	15 ~ 80 mg/d	镇静，胃肠道不适	N/A
拉莫三嗪	II	100 mg 每日 2 次	史蒂文斯 – 约翰逊综合征、镇静、恶心	N/A
匹莫齐特	II	4 ~ 12 mg/d	锥体外系反应、QT 间期延长、抗精神病药恶性综合征	心电图，空腹血糖和血脂，血常规，胞苷一磷酸，锥体外系反应监测，眼科检查
左乙拉西坦	III	1500 ~ 3000 mg 每日 2 次	自杀意念、躁动	N/A
加巴喷丁	III	300 ~ 1200 mg 每日 3 次	镇静、头晕、下肢水肿、体重增加	N/A
普瑞巴林	III	300 ~ 600 mg 每日 2 次	镇静、头晕、下肢水肿、体重增加	血小板，如果患者易患血小板减少症
氯硝西泮	III	6 ~ 8 mg，分每日 2 次或 3 次	镇静、共济失调、记忆障碍	N/A
丙戊酸钠	III	500 ~ 1500 mg/d	肝毒性、胰腺炎、胎儿畸形、体重增加	总体和游离丙戊酸钠水平、肝功能检测、血常规、氨
磷苯妥英	III	15 ~ 20 mg/kg	共济失调、镇静	无（仅限装载剂量）

该药物的严重不良反应包括低钠血症、再生障碍性贫血和肝功能衰竭，推荐在基线和之后定期监测钠、血常规和肝脏功能（建议在用药3个月时检查，然后每6~12个月检查一次）。更常见的不良反应包括困倦、共济失调和恶心。轻微的不良反应通常可以通过从低剂量开始服用并缓慢调节剂量得以解决。

开始服用这种药物之前，应该特别考虑发生史蒂文斯-约翰逊综合征或中毒性表皮坏死松解症的风险。携带HLA-B变体HLA-B*1502的患者发生这种情况的风险很高。由于这种变体主要见于亚洲裔患者，因此对具有这类背景的患者应该进行适当的筛查，一旦发现这种变体，就应该避免使用卡马西平。

通常情况下，老年人服用卡马西平的起始剂量为50 mg，每日2次；年轻人的起始剂量为100 mg，每日2次。目标值是增加到每日600~800 mg，尽管也有些患者每日最多服用1200 mg。每隔几天调整剂量。尽管每日服用2次的缓释剂型更容易得到患者的青睐，当然也可使用每日用药2~4次的速溶剂型。需要提醒育龄期患者特别注意的是，该药物会降低血清雌激素衍生物浓度，从而使口服避孕药无效。

（二）奥卡西平

总体来说，奥卡西平的效果与卡马西平相当，不良反应更少。并且服用卡马西平未见症状改善的患者服用奥卡西平时仍有望获得症状改善。在1项对卡马西平无效的典型三叉神经痛患者的研究中，接受奥卡西平单药治疗后有37.1%的患者疼痛减轻，另有67.5%患者的疼痛天数至少减少50%。

奥卡西平是一种抗惊厥药，其化学结构为卡马西平的衍生物，也是通过阻断钠通道发挥作用。因为它还可以抑制高阈值N型钙通道和重复刺激后皮肤传入纤维的高频放电，所以，奥卡西平也被认为同时作用于外周敏化和中枢敏化途径。

奥卡西平通过肝脏迅速代谢为其活性产物，即10-单羟基代谢物。与卡马西平不同，这种活性产物不会自动诱导奥卡西平代谢，因此随着剂量的增加，药物浓度会继续增加。对于肝病患者需要考虑减少剂量，而肾功能不全患者无须调整剂量。速溶剂型的奥卡西平在2小时达到血清峰值，而10-单羟基代谢物在4.5小时达到峰值。低钠血症是这种药物的严重不良反应，发生的程度比卡马西平更严重。65岁以上患者慎用，否则会发生与卡马西平相似的不良反应，但出现肝脏和血液学异常的可能性较小。

与卡马西平一样，患者携带HLA-B变体HLA-B*1502的患者发生史蒂文斯-约翰逊综合征或中毒性表皮坏死松解症的风险很高。所以，在开始使用奥卡西平之前，应该考虑在亚洲裔患者中对这种变体进行筛查。另外，当用于育龄期患者时仍然需要注意，因为这种药物也会降低血清雌激素衍生物浓度，使口服含雌激素的避孕药无效。

奥卡西平的起始剂量为150 mg，每日2次。可以每隔几天增加300 mg直至其目标剂量，300~600 mg，每日2次。奥卡西平的最大推荐剂量为每日1800 mg。如果希望在卡马西平和奥卡西平之间换算，其换算为2:3（例如，卡马西平200 mg每日2次换算为奥卡西平300 mg每日2次）。

二、二线治疗

（一）巴氯芬

与卡马西平类似，巴氯芬已被证明会抑制三叉神经脊束核机械性感受器神经元对刺激的反应。当在测试刺激前100毫秒，对猫的上颌神经进行条件刺激时，会引起节段性抑制。当动物被给予巴氯芬（在使用卡马西平或苯妥英时也会出现这种情况）时，会促进节段性抑制，并且对无条件上颌神经刺激的反应也会受到抑制。

在10例患者的双盲交叉试验中，巴氯芬已被证明可以减少每日痉挛的次数，其中7例患者的痉挛次数从平均11次减少到每日2.22次，其差异具有统计学意义。在一个拓展加入额外招募的50例卡马西平无效或无法耐受患者的非盲试验中，74%患者在用药2周时疼痛的发作强度和频率有所降低。与巴氯芬或其他药物的单独使用相比，巴氯芬与卡马西平或苯妥英的联合使用疗效更佳。

巴氯芬是神经递质 γ-氨基丁酸（GABA）的衍生物，因此，它是$GABA_B$受体的激动剂。药物的多数成分以原形分泌到尿液中；另15%的剂量由肝脏通过脱氨基作用代谢。肾功能衰竭患者应考虑调整药物剂量。血药浓度在1小时达到峰值，清除半衰期约为4小时。正因为如此，为了有效控制疼痛，一天3次给药是必要的。药物的严重不良反应可能包括癫痫发作（少于10%的患者）和低血压。一般来说，该药物耐受性良好。患者最初可能会有轻度镇静或胃肠道不适。使用该药物不需要实验室监测。

巴氯芬的起始剂量为5 mg，每日3次。最大剂量为每日80 mg分次给药。如果患者的疼痛发作有特定的时间性，则可在一天中相应的时间段使用较高的剂量。

（二）拉莫三嗪

最初的关于拉莫三嗪可以有效治疗三叉神经痛的研究报告来自一项双盲安慰剂对照交叉试验，试验样本为13例卡马西平、苯妥英或两者联合治疗无效的三叉神经痛患者。试验结果是大约85%的患者选择拉莫三嗪，其中有7例患者报告获得了"更好"的疼痛控制。

拉莫三嗪是一种抗惊厥药，通过阻断稳定神经元细胞膜的电压门控钠通道抑制谷氨酸释放。它还拮抗某些电压门控钙通道（N型和P/Q/R型）。拉莫三嗪在肝脏中通过葡萄糖醛酸反应代谢并主要通过尿液排出。浓度在1~5小时达到峰值，取决于同时使用的其他药物。如果患者除了服用拉莫三嗪外，还服用苯妥英或卡马西平，半衰期将从平均30~14小时缩短50%。如果患者同时服用丙戊酸钠和拉莫三嗪，半衰期会加倍。由于肝和肾功能不全会导致半衰期延长，使用的药物剂量需要减少。

　　尽管史蒂文斯-约翰逊综合征和中毒性表皮样坏死松解症很少见，但该药物有其他严重的不良反应。如果患者同时服用丙戊酸钠和拉莫三嗪，则出现皮肤不良反应的可能性会明显增高，但是，如果患者以低剂量开始并在6~8周缓慢将药物剂量调节至治疗剂量，则发生这类风险的概率就会降低。这些反应在开始用药时最为常见，但也可发生于服药过程中的任何时间。应告知患者，如果他们在服药后出现皮疹，应立即停药并联系处方医师以获取进一步说明。此外，停止服药以更高的剂量重新用药也会面临风险。鉴于这些风险，必须从良好的依从性的角度仔细选择患者。拉莫三嗪的其他不良反应可能还包括恶心和镇静。

　　通常情况下，拉莫三嗪的起始剂量为每日25 mg，每周增加25~50 mg，目标剂量是至少100 mg，每日2次。由于该药物用于疼痛控制，因此该剂量的目标是缓解症状，而不是血液浓度。当患者服用高剂量而未获得症状缓解时，可以检查药物的血液浓度，以确定是否存在继续递增剂量的空间。

（三）匹莫齐特

　　在一项针对药物治疗（巴氯芬、苯二氮䓬类、苯妥英和卡马西平）无效的三叉神经痛患者的双盲交叉试验中，研究者将匹莫齐特与卡马西平进行了比较，结果显示，所有接受匹莫齐特治疗的患者疼痛均有所改善，相比之下，接受卡马西平治疗的患者疼痛改善率为58%。总体而言，服用匹莫齐特的患者的疼痛减轻程度为78.4%，而服用卡马西平的患者的疼痛减轻程度仅为49.7%（$p<0.001$）。

　　匹莫齐特是一种抗精神病药物，可拮抗多巴胺和血清素受体。匹莫齐特经肝脏代谢，是CYP3A4和CYP2D6的主要底物，具有显著的首过效应。它可通过尿液排出体外。用药后6~8小时血药浓度达到峰值，但需要长达6周才能达到最大效果。肝肾功能不全患者慎用。

　　虽然有充分的证据支持匹莫齐特治疗三叉神经痛有效，但由于其诸多不良反应的存在而导致该药物在临床上很少被使用。比较常见的不良反应包括口干、镇静和便秘。更明显的不良反应包括QT间期延长、帕金森病、抗精神病药恶性综合征和溶血性贫血。

　　治疗三叉神经痛的建议剂量为每日4~12 mg，分两次服用。监测范围广泛，需要定期检查心电图、空腹血糖和血脂、血常规、胞苷一磷酸、检查时监测锥体外系反应，以及至少每隔1年进行一次眼科检查。

三、三线治疗

（一）左乙拉西坦

　　有初步证据显示左乙拉西坦可以有效治疗三叉神经痛，而且不良反应很少。在每日3000～5000 mg的高剂量下，10例患者中有4例感受到"疼痛严重程度明显改善的趋势"。在另一项非盲、非对照试验中，研究者将3000～4000 mg/d的左乙拉西坦添加到先前部分有效的药物治疗方案中，结果显示，16周后患者的每日疼痛发作频率从平均9.9次降低到3.3次（62.4%，$p<0.001$），患者每周疼痛发作的天数从6.3天降至3.5天（$p<0.001$）。

左乙拉西坦是一种抗惊厥药，可与SV2A（一种突触囊泡糖蛋白）结合，抑制突触前钙通道并降低神经元兴奋性。它主要由血液中的水解酶进行代谢，并通过尿液排出体外，药物经肾脏排泄。峰值剂量1小时内出现，半衰期为6～8小时。肾功能不全患者需要减少剂量。

这种药物耐受性好，并发不良反应较少。由于可能加重抑郁症和导致自杀意念，对有严重抑郁症病史的患者应谨慎使用。患者也会出现躁动。虽然左乙拉西坦仅与少数药物发生相互作用，但可能会增加卡马西平的毒性作用。

左乙拉西坦的起始剂量可低至250 mg，每日2次，但可以相对较快地增加到1500 mg，每日2次。使用该药物不需要实验室监测。

（二）加巴喷丁

几乎没有随机对照试验数据支持或反对使用加巴喷丁治疗三叉神经痛。有一项试验表明，单独使用加巴喷丁治疗新确诊的三叉神经痛患者的疗效为50%～60%，低于奥卡西平治疗。另一项研究表明，接受加巴喷丁联合罗哌卡因阻滞治疗的患者疼痛天数明显低于单独接受其中一种治疗的患者。在1项针对发作性三叉神经痛患者的回顾性研究中，受试者多为手术干预和多种药物治疗无效患者，47%患者显示至少部分疼痛减轻。平均剂量为930 mg，分为每日3次给药，服药1～3周疼痛发作减少。

加巴喷丁是一种抗惊厥药，可抑制某些电压门控钙通道的$\alpha_2\delta$亚基。它不代谢并在尿液中以原形排出体外。达峰时间为2～4小时，消除半衰期为5～7小时。肾功能不全患者的剂量必须下调。

加巴喷丁的典型不良反应包括镇静、头晕和思维模糊，偶尔会出现下肢水肿。患者也可能会出现体重增加。使用该药物不需要进行实验室监测。加巴喷丁可以以低剂量，100 mg每日3次开始使用。但患者通常使用的起始剂量为300 mg，每日3次，然后增加到最大剂量1200 mg，每日3次。

（三）普瑞巴林

就普瑞巴林作为卡马西平治疗顽固性三叉神经痛的辅助药物方面已有研究报道。作为患者接受手术前的一种应急性治疗手段，加入普瑞巴林可以使48.5%患者的疼痛得到改善。年龄增加似乎与治疗反应呈正相关，而平均所需剂量为166.7 mg。虽然将卡马西平与普瑞巴林或拉莫三嗪联用时，疼痛控制效果相同，但

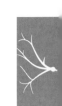

使用普瑞巴林的不良反应更少。

普瑞巴林是一种类似于加巴喷丁的GABA类似物，也是一种抗惊厥药，可抑制某些电压门控钙通道的 $\alpha_2\delta$ 亚基，经过轻微的代谢后，经尿液排出。1.5小时内达到峰值（当与食物一起服用时，峰值时间翻倍），半衰期为6小时。肾功能不全患者需要减少剂量。

普瑞巴林不良反应方面与加巴喷丁相似，只是患者发生下肢水肿的可能性略高。最常见的不良反应包括镇静和头晕，通常会随着患者对药物的适应而改善。尽管偶尔会出现血小板减少症，但通常不需要常规的化验监测，仅在出现临床指征时监测血小板。

普瑞巴林的起始剂量为每日25 mg，可逐渐增加至每日300~600 mg，分两次给药。每周可以增加剂量150 mg。

四、其他药物选择

（一）氯硝西泮

在1975年投放市场时，氯硝西泮曾被针对卡马西平治疗无效患者进行过试验研究。在一个由30例患者组成的小型研究中，40%患者的疼痛得到完全控制，23.3%的患者感觉到明显的效果。在每日平均剂量为6~8 mg的情况下80%~88%的患者会出现嗜睡和步态不稳，其中一半的患者认为这些不良反应很严重。

氯硝西泮是一种抗惊厥药，通过增强GABA在中枢神经系统中的抑制发挥作用。它在肝脏中由CYP3A4代谢并从尿液中排出。药物浓度在1~4小时达到峰值，半衰期从17到60小时不等。肾功能损害患者应谨慎使用，因为药物可能会不适当的累积。肝功能衰竭患者禁用氯硝西泮。

氯硝西泮的不良反应包括镇静、共济失调、记忆力下降及长期服用可能导致的痴呆。患者也可能会出现与上述症状相矛盾的反应，变得激动和具有攻击性，老年人应谨慎使用。与所有抗癫痫药物一样，使用该药物存在产生自杀意念的风险，因此，应该监控患者的情绪变化。

氯硝西泮通常的起始剂量为0.25~0.5 mg，夜间服用，并缓慢增加剂量。然而，如前所述，疼痛控制通常需要较大剂量，可能达到6~8 mg，每日分2次或3次给药。考虑到其不良反应的存在，聪明的做法是将这种药物作为一种辅助治疗，用于其他多种治疗手段失败而又因疼痛导致难以入睡的患者。

（二）丙戊酸钠

尽管支持丙戊酸钠治疗三叉神经痛有效的证据很少，但对于上述其他药物治疗无反应的难治性患者，丙戊酸钠治疗也可能是治疗的一种选择。在一个包括20例患者的试验中，有6例患者疼痛消失达6~18个月，还有另外3例患者的疼痛减轻达50%。

丙戊酸钠是一种抗惊厥药，其作用机制可能在于阻断电压门控钠通道并增加大脑中的GABA。该药在肝脏中充分代谢后经尿液排出体外，所以对存在肝功能不全和肾功能不全的患者，不推荐使用。此外，考虑在这种情况可能会引起药物与蛋白结合减少，故应监测游离丙戊酸钠水平。在健康患者中，80%~90%的药物与蛋白质结合。这种药物有缓释（每日2次）和延释（qhs给药）两种剂型，达到峰值的时间为4~17小时，半衰期为9~19小时。

在美国，关于丙戊酸钠的肝毒性、胰腺炎和胎儿畸形风险有黑框警告。最常见的不良反应是体重增加、脱发和恶心，也可能出现血小板减少症。化验室监测应包括总丙戊酸钠水平、游离丙戊酸钠水平、肝功能检查和CBC。如果患者出现精神状态变化或嗜睡，需要检查氨水平，还应筛查患者是否存在自杀意念。

丙戊酸钠的给药方式简单而且覆盖患者范围广泛，起始剂量为250 mg，每日1次或2次。例如头痛治疗，推荐的最大剂量为1500 mg/d。

（三）苯妥英和磷苯妥英

一些三叉神经痛患者会出现疼痛危象，剧烈疼痛会限制说话、吃饭和睡眠，进而导致脱水和衰竭。当发生这种情况时，需要到急诊科进行补液和静脉注射苯妥英或磷苯妥英。在一个对3例顽固性疼痛患者的个例研究中，研究者发现静脉注射磷苯妥英可在几小时内缓解疼痛。不幸的是，疼痛缓解只能持续1~2天。在疼痛缓解期间需要对维持用药的剂量进行调整，事实上，所有这些患者都必须接受手术干预才能获得持久的疼痛缓解。1项苯妥英钠治疗一般神经性疼痛（包括神经根病、多发性神经病和神经炎）的随机、双盲、安慰剂对照的交叉研究结果显示：治疗组疼痛减轻30%，而安慰剂组无疼痛缓解（$p < 0.05$）。平均而言，患者在输注后会获得1天的疼痛改善。

苯妥英和磷苯妥英（发生低血压、心律失常和局部皮肤反应的风险更低，因此静脉给药的耐受性更好）是阻断电压门控钠通道的抗惊厥药。静脉注射剂量为10~15 mg/kg。因为这种药物主要是一种非维持性药物，因此通常不需要持续性口服用药，亦无须实验室监测。

五、特别提示

如前文所述，三叉神经疼痛可以多种形式发生，并由多种病因引起。依据上述的治疗典型三叉神经痛的证据，如果患者没有禁忌证，推荐首先尝试下列治疗。

多发性硬化症与三叉神经痛之间关系问题一直处于研究之中。目前的研究显示这类患者对钠通道阻滞剂（如卡马西平和奥卡西平）的耐受难度差，而且产生的不良反应与疾病恶化类似。这一结果促进了更早的手术干预，以及对其他药物的试验研究。目前的研究发现，普瑞巴林和拉莫三嗪联用、托吡酯和米索前列醇单独使用

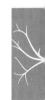

在治疗中均有一定效果。

痛性三叉神经病主要包括带状疱疹后神经痛、创伤后痛性三叉神经病和三叉神经萎缩综合征等病症。对于这些综合征的药物治疗难度很大，手术治疗也很难获益。目前，针对带状疱疹后神经痛，通常会首先试用加巴喷丁或三环类抗抑郁药，如阿米替林。在一个包括多项随机对照试验的荟萃分析中，研究者发现接受加巴喷丁治疗的患者的疼痛强度降低至少50%，与安慰剂组相比存在显著性统计学差异。当这些药物无效或不能耐受时可以考虑小剂量阿片类药物治疗。每日服用100~400 mg曲马多的患者在6周后可获得更高的疼痛缓解率及更低的急救药物的使用率（Ⅰ级证据）。吗啡91 mg、美沙酮15 mg、去甲替林89 mg或地昔帕明63 mg的平均维持剂量在疗效方面比安慰剂更有效，并且没有明显的认知方面不良反应；阿片类药物或三环类抗抑郁药在控制疼痛方面的差异无统计学意义。

创伤后痛性三叉神经病与典型三叉神经痛在药物治疗方面十分相似，包括使用卡马西平、加巴喷丁和普瑞巴林。也可以用三环类抗抑郁药治疗。三叉神经萎缩综合征，除了疼痛外还会出现溃疡，在治疗方面可能对包括口服药物、特制的复合乳膏和行为矫正方法在内的综合性治疗有反应。

一般认为灼口综合征是由三叉神经细小感觉纤维神经病所致，然而也有其他研究显示壳核中未占用的多巴胺受体增加，并且有个例报道显示使用普拉克索治疗该病获得成功。另外，还有人推荐尝试与典型三叉神经痛相同的治疗药物。

除了先前讨论的抗惊厥药物会对非典型面部疼痛或持续性特发性面部疼痛产生作用以外，阿米替林也可能对其有治疗效果。个例报告还显示托吡酯治疗有效。因为这类顽固性疼痛通常不适合手术，所以还需要探索其他治疗方法，如肉毒杆菌毒素、神经阻滞和鞘内灌注治疗。

● 参考文献 ●

扫码观看

第九章

三叉神经及其分支神经阻滞

Chen Cui and Michelle Poliak-Tunis

一、三叉神经阻滞适应证

药物治疗包括卡马西平和其他抗癫痫药物，仍然是三叉神经痛的一线治疗手段。然而，一些患者仅靠药物治疗无法控制症状。有研究显示，25%～50%的患者无法通过药物治疗来获得充分的疼痛控制。为了缓解症状而对所选药物进行的剂量调节常常会受限于无法耐受的不良反应，如镇静和共济失调。

当单独药物治疗不能完全控制症状时则需要采取进一步的干预措施，包括外周神经阻滞、化学去神经法、神经调控和各种手术。研究证明，神经阻滞可以即刻缓解疼痛，其作用有时可延长至数周甚至数月。神经阻滞还具有诊断价值，用于在进行更有创手段治疗（化学去神经法、射频消融和手术）之前确认症状的病因。此外，对于不适合手术或对手术不感兴趣的患者来说，神经阻滞也提供了一种非常有价值的治疗选择。

二、注射剂类型

总体来说，目前针对使用注射剂类型方面尚无正式的指南。所使用的药物很大程度上取决于专家共识及操作者的偏好。其原因可能在于不同注射剂之间在疗效比较方面的数据依然匮乏。同时，作为一种相对罕见疾病，也没有针对三叉神经痛的大宗随机研究以调查患者对不同注射剂的反应。同时，三叉神经痛的自然病程存在自发性与阶段性疼痛消退期，也限制了对治疗效果的精确评估。

局部麻醉药是用于周围神经阻滞的主要药物。它们通过抑制电压门控钠通道来阻断疼痛的神经信号传导。最常用的药物是1%～2%利多卡因和0.25%～0.5%丁哌卡因。由于潜在的致畸风险，妊娠患者应使用利多卡因（FDA类别B）代替丁哌卡因（FDA类别C）。一般情况下，小剂量（0.5～3.0 mL）用于浅层阻滞，而较大剂量（3.0～5.0 mL）则用于深层阻滞。注射频率在很大程度上取决于临床反应，可以每2～4周进行一次。局部麻醉剂快速缓解疼痛的能力已得到充分证明，但远期效果却存在差异，有时可以持续1年，这一结果可能受到研究持续时间的限制。

在这些研究中，我们经常会看到疼痛缓解的实际持续时间要长于依据局部麻醉剂的作用时间而对结果做出的预判。虽然其机制尚不完全清楚，但这种现象的发生可能归因于多方面因素。尽管通常是患者在药物治疗无效时才接受三叉神经阻滞治疗，但这些药物可能仍在继续使用，并可能与局部麻醉剂发生互补作用。局部阻滞还可能会对引发三叉神经痛的疼痛发作的诱发周期起到调整作用，从而避免症状反复发作。当然，还有一种可能，即是处于研究中的患者已经进入其病程中自然的疼痛缓解期。

尽管还没有被普遍采纳，但也有人将类固醇作为局部麻醉剂的辅助剂用于三叉神经阻滞。这些药物通过多种机制来调节疼痛，包括减少炎症、稳定细胞膜和可逆性抑制C纤维传导。对于头痛类疾病，曲安西龙40~60 mg或等效剂量的其他类固醇与局部麻醉剂一起使用时可能有效。对于妊娠患者，应避免使用倍他米松和地塞米松，因为可能会加速胎儿肺部发育。在使用时，应注意类固醇注射的时间间隔，以尽量减少其全身不良反应，如高血糖、骨矿物质密度降低和免疫抑制。进行类固醇面部注射三叉神经阻滞时应特别注意，因为在添加类固醇进行其他神经阻滞以治疗头痛类疾病时曾发生脱发和脂肪萎缩等不良事件。由于这些面部不良事件的发生，有学者建议避免将皮质类固醇用于三叉神经外周阻滞。

三、神经阻滞的选择

阻滞神经的选择需要遵循逐步深入的原则，从浅表目标开始，然后再移至更深的目标。最重要的是，手术应适合特定的临床情况。如果患者的症状仅限于孤立的三叉神经的终末支，则谨慎的做法是从每个浅表神经阻滞开始。如果患者的症状覆盖三叉神经的所有感觉区域，则合理的做法是尝试阻断所有终末支。这些手术通常具有良好的耐受性，无论有还是没有影像引导，临床上均可进行。浅表阻滞比深部阻滞（如三叉神经节）更受青睐，原因就在于后者会增加技术难度和相关并发症风险。

如果浅表三叉神经阻滞不能充分缓解疼痛，则可以寻求阻滞更深的结构。V_2分支和V_3分支的症状可分别以上颌神经和下颌神经为靶点。而眼神经在其完成终末分支进入眼眶之前在海绵窦中走行，所以不能进行阻滞。虽然仅通过单纯解剖定位就可以找到下颌神经和上颌神经，但通常还是推荐使用影像引导，以提高治疗的准确性。

可以阻滞的最深结构是三叉神经节，因为它包含感觉传入纤维的细胞体，所以当症状涉及三叉神经所有感觉区域时，可以将神经节作为靶点进行阻滞。由于位置原因，三叉神经节阻滞可能会导致严重并发症，所以在进行手术时需要影像指导。

四、神经阻滞技术

神经阻滞可以在多种环境下进行，解剖和超声引导下的注射可以在办公室进行，而透视和CT引导下的注射则需要更专业的设备。尽管在细节方面可能会因操作者和医疗机构而异，但通常可以使用25 G 1.5英寸针头进行浅表注射，使用22 G 3英寸脊椎穿刺针进行深部注射。

五、标志引导下浅表分支阻滞

标志引导下的浅表神经分支阻滞可用于治疗三叉神经的终末支和浅支病变。每条浅表神经都可通过各自的神经孔出颅，这些神经孔有序地排列在通过瞳孔中点的矢状面平行线上。通常可以结合解剖知识和触诊对这些神经孔进行定位。注射的目标应该是将药物送到靠近神经出颅处，而并非将针头直接推进神经孔，否则可能会导致意外的神经血管损伤。每次注射药物之前都应进行抽吸，以防止将药物注入血管内。其他可能的并发症还包括感染、血肿、肿胀、感觉异常及对眼睛等重要结构的损伤。在注射任何药物之前，对皮肤进行无菌处理，并使用局部麻醉剂进行局部止痛；浸泡过利多卡因凝胶的纱布可用于黏膜的局部止痛。

三叉神经 V_1 分支的靶点包括眶上神经和滑车上神经。眶上神经通过眶上孔（切迹）出颅，该孔大约位于眶上缘的中间 1/3 和外侧 2/3 的交界处（图9.1A点，文后彩图9.1）。进针点靠近眼眉下方（瞳孔中线皱眉肌的下方可用作解剖标志），并指向眶上孔。在紧邻这个位置的内侧，有滑车上神经从眶上缘下方浅出（图9.1B点）。将用于眶上神经阻滞的路径转向中线约1 cm即可指向滑车上神经或将针头插入皱眉肌的下内侧直接指向该神经。

针对三叉神经的 V_2 分支的眶下神经，存在口内和口外两条途径。眶下孔位于眶下缘下方瞳孔中线鼻翼水平（图9.1C点）。经口内入路时，需要牵开脸颊，将针头插入第二上前磨牙上方的颊黏膜，并向上指向眶下孔。通常将手指放在眶下孔处以确认穿刺针的位置。口外入路就是采用由外向内的角度将针直接指向眶下孔。注射后轻轻按摩该区域并将手指放在下眼睑下方有助于缓解肿胀并限制药物的颅内扩散。

三叉神经 V_3 分支阻滞包括颏神经和耳颞神经。颏孔位于沿瞳孔中线（图9.1D点）的第二下前磨牙下方约1 cm处。与眶下神经类似，眶下神经可以通过口内或口外入路阻滞。在经口内入路过程中，针头穿过颊黏膜向尾部行进指向神经孔。使用口外入路时，需要采用稍微外侧到内侧入路接近眶下孔，然后将药物注射到眶下孔周围。耳颞神经从颞下颌关节后方浅出，可以在耳前区触诊（图9.1E点）。颞动脉耳屏前段可用于解剖定位，将针插入动脉的正前方以阻滞耳颞神经。因为面神经靠近耳屏走行，所以可能出现一过性面神经麻痹并发症。

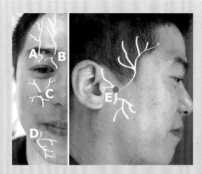

A：眶上神经从眶上孔出颅；B：在眶上缘下方走行的滑车上神经；C：眶下神经从眶下孔出颅；D：颏神经从颏孔出颅；E：在耳前区走行的耳颞神经。

图9.1　三叉神经浅表阻滞靶点

六、标志引导下神经深支阻滞

当症状累及上颌神经或下颌神经的感觉区域时，可对神经的更近端进行阻滞。预防措施与浅表神经阻滞类似，如皮肤的无菌处理和注射前的负压抽吸。除了增加的深度使针头更靠近主要神经血管和其他重要结构外，神经深支阻滞可能出现的并发症也与浅表阻滞相似。考虑到与血管结构的紧密关系，建议在进针过程中反复进行抽吸，这一操作也会产生麻醉剂的局部沉积，可以缓解手术过程中的疼痛，同时还可能在上颌神经或下颌神经分布区出现感觉异常，有助于确认正确的针头位置。进针过程中也可以使用神经刺激协助针头位置判断。

上颌神经经圆孔出颅。有多种入路可于翼腭窝内定位到圆孔，包括颧骨上或颧骨下入路。对于标志引导注射，推荐使用颧骨上入路，因为颧骨下入路会增加对眼眶、上颌动脉和咽后壁的意外风险。在颧骨上入路中，针头由颧弓尾部与眶后缘腹侧的交界处垂直进入皮肤1～1.5 cm，直到其抵达蝶骨（图9.2A点，文后彩图9.2）。然后将针头转向尾侧和腹侧，在翼腭窝内前行3.5～4.5 cm，抽吸后注射药物。颧骨下入路的目标也是同一区域，进针点在颧弓下缘下颌弓的中点水平，垂直进针4～5 cm，直到针头接触到翼突外侧板（图9.2B点）。在这个深度，可以单独阻滞上颌神经。

下颌神经的阻滞是在其出颅的卵圆孔处进行，通常采用颧骨下入路。在颧弓和下颌切迹中点垂直进针（图9.2B点）。为降低动脉损伤风险，进针应尽可能靠近颧弓下缘。当针接触到翼突外侧板时需要向背侧和尾侧转向，于外侧板下再行进约1 cm，抽吸后注射药物。

七、超声引导下神经阻滞

超声技术的进步已经使临床医师可以在临床环境中获得实时和动态评估。随着技术的不断改进，分辨率已经可以满足对软组织、神经、血管系统和骨骼的评估。

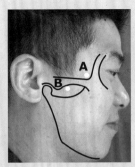

A：颧骨上入路；B：颧骨下入路。

图9.2　下颌神经和上颌神经阻滞的进针部位

解剖标本和临床实践研究已经证实了超声引导在三叉神经阻滞中的价值。本部分中引用的图像来自GE Logiq e超声系统（GE Healthcare.Chicago，IL，USA）配对的5~18 MHz曲棍球棒形探头。

当需要对神经的浅支进行阻滞时，可将超声探头放置在与标志引导注射相同的位置（图9.1），神经孔可被识别为骨皮质上的低回声断裂。对于这些浅表注射，使用面内入路或面外入路具有相似的精度。对于这些位置表浅的终末支，除了这里描述的入路方法以外，还存在其他多种合理的入路方法，具体的选择在很大程度上取决于操作者的偏好。建议在每次注射前进行彩色多普勒评估和负压回抽确认。曲棍球棒形或线性探头均可用于识别这些表浅结构。

识别眶上孔时，需要将探头放置在眶上缘上，大致轴面瞳孔中点线位置（图9.3）。采用从外向内角度，针头面内推进。

对眶下孔的探查，需要将探头中心放置在上颌骨轴向平面瞳孔中线的鼻孔水平（图9.4）。针头可面内从外到内进行注射，或者从尾部到头侧面外进行注射。

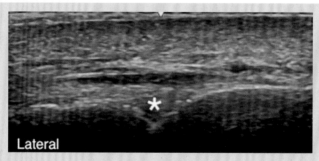

探头放置在轴向平面上，以眶上孔为中心。眶上孔位于额骨的眶上缘，见图9.1A点。眶上孔显现为皮质断裂（＊）。Lateral：外侧。

图9.3　眶上孔超声图像

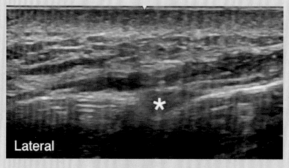

探头放置在轴向平面上，以眶下孔为中心。眶下孔位于眶下缘下方的上颌骨上，见图9.1C点。眶下孔显现为皮质断裂（＊）。

图9.4　眶下孔超声图像

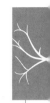

　　将探头向尾侧移动，放置在下颌骨下角的轴向平面上，大致以第二下前磨牙为中心，于此处可以识别到颏孔（图9.5），然后从外到内面内进针。

　　使用超声可以在耳前定位到耳颞神经。而识别颞浅动脉，则需要将多普勒超声探头置于轴向平面颧弓后部靠近耳屏处。耳颞神经与颞浅动脉紧密相连，针可以通过从后到前的角度面内指向神经。

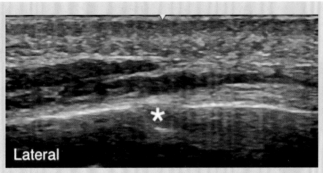

探头放置在轴向平面上，以位于下颌骨上的颏孔为中心，见图9.1D点。颏孔显现为皮层断裂（*）。

图9.5　颏孔超声图像

八、超声引导下深支神经阻滞

　　当需要深支神经阻滞时，超声引导对定位的意义就更明显。多数使用直探头，但弯探头对进行评估也有所帮助。深支主要包括上颌神经、下颌神经和三叉神经节。

　　3～5 mL局部麻醉剂可用于单独阻滞单个深支，而翼腭窝更大剂量注射（10 mL）可同时阻滞上颌神经和下颌神经，因为它们在此处的距离较近。既往的报告也表明，由于翼腭窝体积狭小，大量注射会导致药物逆向流入三叉神经节。

　　在临床上，通常使用颧骨下入路阻滞下颌神经和上颌神经。使患侧朝上，将超声探头放置在颧弓正下方的轴向平面上，探头的前部位于上颌骨上方，后部位于下颌骨髁前方。当探头在轴向平面上45°前指，额状面上45°指向尾侧时，可以显示翼腭窝，其前界为上颌骨，后界是蝶骨的外侧翼板。使用多普勒可以显示出窝内的上颌动脉。进入翼腭窝的针头可在外侧翼板前方接触到上颌神经，在外侧翼板后方接触到下颌神经。考虑到这些结构的深度，建议采用由后向前角度面内进针。

　　也有研究描述过颧骨上入路。将探头放置在颧弓正上方，并倾斜至可以显现翼窝。针头并非直接指向翼窝，而是通过面内入路从后向前进入，直至抵达上颌骨。使用该入路可以最大程度避免血管损伤，注射10 mL局部麻醉剂可以同时阻滞上颌神经和下颌神经。

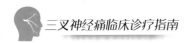
九、透视引导下神经阻滞

在广泛采用超声之前，医师通常是在透视下对三叉神经深层结构进行阻滞，包括三叉神经节、下颌神经和上颌神经。尽管对软组织结构的作用有限，但透视可以持续观察骨性结构并确认可能发生的血管内注射情况。

三叉神经节是三叉神经的感觉神经节，它位于颅中窝由硬脑膜折叠形成的Meckel腔内，可以通过卵圆孔行三叉神经节注射。患者取仰卧位，颈部后伸，行正位透视。确认解剖标志后，C型臂机向同侧倾斜，再逐渐向尾部倾斜以显示卵圆孔（图9.6a）。皮肤进针点紧邻口外侧，瞳孔中线颧骨下方水平。当感觉针头接近卵圆孔时，取侧位影像以确认深度，再进针直到针尖到达斜坡与颞骨的岩骨嵴的交点处（图9.6b）。当针头位于Meckel腔内时，将有脑脊液回流，可注射造影剂以确认针头未处于血管内或蛛网膜下隙。在实施神经阻滞时，可以0.1 mL的增量注入麻醉剂0.4~0.5 mL。由于三叉神经节的特殊位置，该术式可能导致多种并发症。血管损伤可能引起面部和眼眶血肿，而注射意外可能导致脊髓麻醉或三叉神经和面神经的运动阻滞。

当需要时，上颌神经和下颌神经可以通过透视引导单独定位。与解剖引导下注射这些深支的过程类似，以下颌弓为中心，针头可以通过颧骨下入路进入。进针至翼突外侧板后，可单独阻滞上颌神经，但如果将针撤回约2 cm并使用足量的局麻药（5~10 mL），则可同时阻滞上颌神经和下颌神经。如果希望单独阻滞下颌神经，在接触翼突外侧板后将针头向尾侧和背侧转向约1 cm即可。

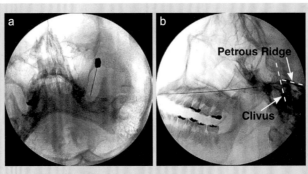

a.针头指向卵圆孔的正位透视图；b.针头指向卵圆孔的侧位透视图。斜坡和岩骨嵴的交点用虚线突出显示。Petrous Ridge：岩骨嵴；Clivus：斜坡。

图9.6 透视引导下三叉神经节注射

［adapted from "Uncommon cause of trigeminal neuralgia: tentorial ossifcation over trigeminal notch," by Bang et al.（2015），Case reports in Anesthesiology. CC BY］

十、CT 引导下神经阻滞

对于一些特殊病例，可能需要CT引导以获得三叉神经深支的准确阻滞。CT引导不仅确保出色的骨结构可视化和清晰的软组织结构显示，并且其技术的进步还实现了这些结构的实时可视化。当然，这种先进的成像技术也有其局限性，包括增加的辐射暴露和专用设备相关的花费。因此，CT引导的应用应该仅限于因解剖变异导致难以使用透视检查等成像方式来定位卵圆孔、圆孔和翼腭窝等标志的情况。CT引导定位三叉神经节的过程与透视引导注射的过程类似，针头沿瞳孔中线刺入颧骨正下方的皮肤，向颅内方向朝卵圆孔行进（图9.7）。使用CT引导可以实时测量进针部位和卵圆孔之间的距离（图9.8a），有助于将针头安全地置入卵圆孔，以避免意外进入蛛网膜下隙（图9.8b）。相关报道还描述了如何利用CT引导定位翼腭窝中的上颌神经和卵圆孔处的下颌神经。总而言之，当解剖变异妨碍通过传统方法对患者进行理想定位和骨性标志识别时，CT引导技术有助于针头的准确放置。

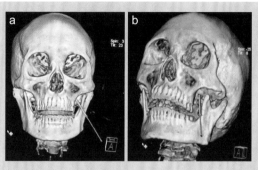

重建CT图像显示经颧弓下方指向卵圆孔的穿刺针轨迹。a.正面视图；b.斜视图。

图9.7 3D CT重建穿刺针轨迹

［From "Computed tomography-guided percutaneous ozone injection of the Gasserian ganglion for the treatment of trigeminal neuralgia" by An et al.（2018），Journal of Pain Research，11，pp 255-263，Copyright 2018 by Dove Medical Press.Reprinted and adapted with permission.］

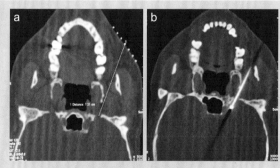

在CT引导下，可见针头通过卵圆孔到达三叉神经节。a.穿刺针进入卵圆孔之前及进针部位到卵圆孔距离（本例为7.31 cm）；b.穿刺针位于卵圆孔内。

图9.8 CT引导下三叉神经节注射

［From "Computed tomography-guided percutaneous ozone injection of the Gasserian ganglion for the treatment of trigeminal neuralgia，" by An et al.（2018），Journal of Pain Research，11，pp 255-263，Copyright 2018 by Dove Medical Press.Reprinted and adapted with permission.］

　　总之，神经阻滞是治疗三叉神经痛的一个重要手段。作为口服药物的一种辅助手段，神经阻滞可以即刻缓解症状，也可用于不适合手术患者的疼痛治疗。除了治疗方面的益处外，神经阻滞还可在患者接受更具创伤性的手术治疗之前为其提供诊断信息。三叉神经有许多部位可以用作阻滞靶点，具体的选择需要依据患者的症状、可用的设备及操作者的经验。浅表结构的阻滞可在治疗室环境中进行，而对于更深的结构定位则需要先进的影像学技术辅助。

致谢

作者非常感谢医学博士Donald Kasitinon充当模特儿。

参考文献

扫码观看

第十章

射频消融

Priyanka Singla, Alaa Abd-Elsayed and Lynn R.Kohan

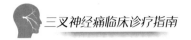

一、简介

三叉神经痛有多种不同的治疗方式，包括非药物治疗和显微血管减压术等。通常作为一线治疗手段的药物治疗方法已经在第八章进行了讨论，然而，药物治疗可能无效或伴有明显的无法忍受的不良反应。球囊压迫术、甘油注射神经根切断术和射频热凝术等经皮手术为治疗三叉神经痛提供了微创疗法。尽管上述这三种技术都是通过在三叉神经节前分支中产生部分破坏性损伤来有效缓解疼痛的，但在三叉神经分支的选择和损伤类型方面却有所不同。甘油注射神经根切断术和球囊压迫术将分别在第十一章和第十六章详细讨论。射频热凝术的工作原理涉及使用射频破坏三叉神经节或神经根。该技术是这三种技术中最具选择性的一种手段，在对三叉神经纤维造成损伤之前，可以进行更大程度的皮区定位。

二、发展史

Rethi于1913年发明针对三叉神经分支的电凝术，然而这种早期技术在使用中导致了严重的并发症，包括死亡。Sweet和Wepsic在20世纪70年代通过对设备和技术进行的多项改进，在改善了治疗效果的同时也减少了并发症的发生。这些改进措施包括使用温度控制、短效麻醉剂和术中唤醒以获得患者对电刺激反馈。此外，电极的不断改良，更小型化或弯曲电极的发明，也使感觉并发症的发生率进一步降低。

三、患者选择标准

患者选择标准涉及多个组成部分，其中包括与患者详细讨论所有可用的三叉神经痛治疗技术的风险和益处。首先，需要了解患者对手术的偏好和预期。而预期应该包括对麻木和感觉迟钝等不良反应的耐受性。其次，还应该考虑三叉神经痛的病理生理学，包括是否存在神经根的血管压迫和其他相关并发症。最后，影响治疗决策的因素还应该包括三叉神经的哪个分支受到影响、是否存在典型疼痛或非典型疼痛及既往治疗的成功率。

适当的患者选择是治疗成功的关键要素。诊断性三叉神经节阻滞获得短期良好至极好疼痛缓解可以预示后续治疗的成功。对于三叉神经第一支受累的患者，建议进行显微血管减压手术治疗。

症状顽固或症状未得到完全控制的患者均适合外科手术或经皮治疗干预。在这群患者中，特别是患有严重并发症的老年患者，应该选择射频消融，因为该治疗过程可以在镇静状态下完成，无须全身麻醉，同时可以避免开颅手术的风险。然而，对于不能耐受清醒状态下操作或无法配合定位的患者，甘油注射神经根切断术就不是一个合适的选择。

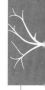

四、手术过程

为了便于患者在刺激阶段的配合，手术过程通常需要在麻醉监控下完成，这对于病变的定位至关重要。短效麻醉药，如丙泊酚、阿芬太尼或瑞芬太尼均可用于镇静。在手术过程中，需要患者取仰卧位，使用颈枕使颈部呈15°后伸。需要持续监测患者的血氧饱和度、心电图和血压。

C型臂机可用于辅助穿刺针在卵圆孔中的正确放置。还有一些作者介绍了使用CT和神经导航技术来准确放置电极的方法。一般采用Hartel's解剖标志来指导穿刺针的放置，其3个标志点包括：初始的进针点，位于术侧嘴角外侧2.5 cm处；第二个点，位于外耳道前方3 cm处；第三个点，位于同侧瞳孔内缘下方。在达到足够的镇静深度后，插入带有针芯的穿刺针并沿着目标轨迹向卵圆孔行进。应注意保持穿刺针走行于下颌骨内侧，避免进入口腔。正确的进针轨迹与由3个标志点形成的三角形的角平分线一致（图10.1，文后彩图10.1）。当穿刺针位于颅底时，可使用颏下视图引导穿刺针至卵圆孔（图10.2a）。穿刺针进入卵圆孔时可能会引起三叉神经抑制反应及咬肌和翼状肌收缩。三叉神经抑制反应的特点是短暂而明显的血压降低和心动变缓，可能需要使用抗胆碱能药物，如阿托品或经皮起搏器。术前可肌内注射0.4 mg阿托品以预防心动过缓。与球囊压迫术相比，射频热凝术的三叉神经抑制反应较少发生。侧位透视证实穿刺针的位置后（图10.2b），去除针芯，植入电极。电极放置不得超过斜坡投影10 mm，以避免滑车神经和外展神经损伤。此时唤醒患者，并测试感觉和运动反应。最佳定位取决于对信息的详细采集，它可以最大

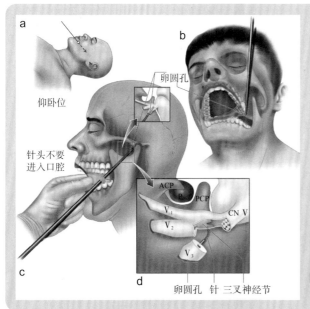

a.患者体位和穿刺针轨迹，穿刺针穿过颊组织到达卵圆孔的轨迹；b、c.三维旁正中和侧面视图，注意：避免穿刺针进入口腔；d.穿刺针在三叉神经节的最终位置。通过仔细操作可以选择性损伤单个三叉神经分支。ACP：前床突；CN：脑神经；P：垂体；PCP：后床突。

图10.1 艺术图示穿刺针植入卵圆孔行射频热凝术

限度地缓解疼痛，同时最大限度地减少感觉障碍和运动无力。通常的电刺激参数为 0.2～1 V（50 Hz持续0.2毫秒）。然后将电极置换为热电偶电极，产生的病变参数最大为0.5 V，每秒5～75周，55～80 ℃，持续30～120秒。完成治疗后，拔出电极和套管并压迫穿刺部位。短暂观察后，患者可以在手术当天出院。

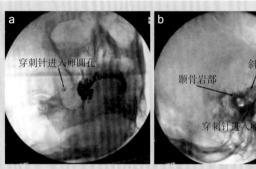

a.卵圆孔颌下视图；b.确认穿刺针植入深度的侧面视图。

图10.2　影像学显示穿刺针进入卵圆孔

［Used with permission from Akbas, M., Salem, H.H., Emara, T.H. et al. Radiofrequency thermocoagulation in cases of atypical trigeminal neuralgia: a retrospective study.Egypt J Neurol Psychiatry Neurosurg 55, 46（2019）.］

五、经翼腭窝的超声引导技术

另一种替换入路是通过翼腭窝入路。翼腭窝的后界是腭板，内侧和前内侧界是腭骨，前界是上颌骨（图10.3a）。

患者取侧卧位，将超声波置于对面，推荐使用标准美国麻醉医师协会（American Society of Anesthesiologists，ASA）显示器。

高频直杆形传感器探头应纵向放置在颧骨正下方的面部侧面，下颌切迹上方，下颌骨髁前（图10.3，图10.4a，图10.4b，文后彩图10.4）。首先可以识别到翼外肌和上颌动脉。穿刺针在翼外肌下方和翼突外侧板前方进入翼腭窝（图10.4c）。穿刺针路径是从外到内并从后向前，采用面内方式进入翼状窝。

在上述的超声或透视导引下，通过这种入路将射频消融针植入卵圆孔后，可对V$_2$和V$_3$分支进行消融治疗。通常需要一根以上的穿刺针来同时定位两个分支。在进行感觉和运动测试以确认穿刺针的合适位置后，使用如前述的技术参数进行射频治疗。

六、射频热凝术术后并发症

射频热凝术后的疼痛复发和感觉异常等并发症会给患者带来困扰，并对生活质量产生负面影响。颈动脉海绵窦瘘和无菌性脑膜炎等严重并发症罕见。在一个包含1600例的病例报告中，约0.13%的患者出现永久性外展神经麻痹和脑脊液漏。

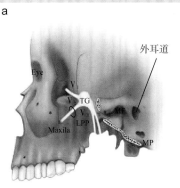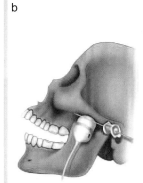

a.解剖结构示意图显示三叉神经节（半月神经节）及其相应分支 V_1、V_2和V_3，翼腭窝以腭骨板为后界，腭骨为内侧和前内侧界，上颌骨为前界，翼腭窝空间非常紧凑，当靠近圆孔注射时，注射液可以到达三叉神经的所有分支；b.颅骨模型显示超声探头纵向位于颧骨正下方，下颌切迹上方与下颌骨髁前方之间。通过面内入路，穿刺针从外到内和从后向前指向翼腭窝前行。*颧突（已经去除）；Eye：眼；Maxila：上颌骨；TG：三叉神经节；LPP：翼突外侧板；MF：下颌窝；MP：乳突；圆圈：目标区域。

图10.3 解剖结构示意图显示三叉神经节及其相应分支（a），超声探头和穿刺针的位置（b）

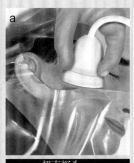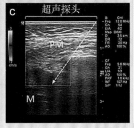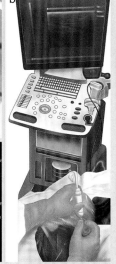

a.超声探头位于颧弓尾端，并向头端成角，以便于观察颧骨下方的目标区域；b.穿刺针与传感器成一直线；c.超声图像代表横向视图，图像顶部显示超声探头位置。虚线：穿刺针轨迹；PM：翼外肌；M：上颌骨。

图10.4 彩色血流多普勒识别上颌动脉

·痛觉超敏：痛觉超敏发生于平均3.7%的患者。研究证明痛觉超敏的发生率与触觉识别丧失的程度相关。重度痛觉减退，通常被定义为痛觉丧失超过75%，但保留触觉，被认为是最佳的损伤状态，因为它具有与痛觉完全缺失相似的长期疼痛复发率，但发生痛觉超敏的风险减半。有一个研究报道显示痛性麻木发生于<1%的患者。

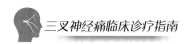

·眼部并发症：眼部并发症包括角膜反射受损和角膜炎。平均约10%的患者出现角膜麻木。

·三叉神经运动功能减弱：在一个包含154例患者的临床研究中，有22例患者出现三叉神经运动功能减弱。

·复发：不同作者报告了25%～50%的复发率。在其中一组病例中，15%的患者需要再次治疗。复发时间因感觉丧失的程度而异。感觉丧失较轻的患者复发率更高更早。三叉神经痛的复发可以通过再次经皮手术治疗，但重复治疗会导致麻木和痛觉超敏的风险增加。

七、疗效

射频热凝术治疗的理想目标是以轻微的感觉减退来获得长期疼痛缓解。射频热凝术治疗的术后即刻疼痛缓解率可高达97%～99%。在一项针对1600例患者的研究中，Kaplan-Meier分析显示，一次手术后，患者在60个月和180个月时的疼痛完全缓解率分别为57.7%和42.2%。而且，多次射频热凝术治疗可以使这两个比率均增加到90%以上。

患者的疼痛特征是预测长期治疗成功的一个重要指标。与具有典型疼痛症状的患者相比，非典型疼痛症状（没有明确的扳机点、间歇性或持续性疼痛、并发感觉异常或其他并发症如多发性硬化症）的患者满意度较低，术后问题更多。

在手术中联合使用导航可以改善穿刺针的定位，从而提高疗效并减少射频热凝术术后的复发率和并发症。

两项随机对照试验显示脉冲和传统射频热凝术组合可以产生更卓越的疗效。然而，当单独使用时，前文所述传统射频或射频热凝在疗效方面均优于脉冲射频。但是，也有个例报告显示了脉冲射频治疗三叉神经痛获得过成功。

总体来说，对于经过适当筛选的三叉神经痛患者来说，射频热凝术是一种安全有效的治疗方法。该手术通常耐受性好，但是可能会有不良反应发生。所以，在治疗之前，应与患者认真讨论相关风险和可能的益处。

● 参考文献 ●

扫码观看

第十一章

三叉神经化学性去神经法

Akshat Gargya and Rany T. Abdallah

一、简介

化学性去神经法治疗三叉神经痛起源于19世纪早期，Wilfred Harris博士首次成功地将酒精注入3例患者的三叉神经节，并获得了持久的疼痛缓解。化学神经松懈术是指通过化学制剂破坏神经组织进而抑制神经传导的一项技术，常用的制剂是酒精和甘油。三叉神经化学性去神经法尤其适用于年老体衰的三叉神经疾病患者，通常这些患者都已经不适合外科手术，并且药物和其他多种治疗方法都无法奏效。本章将讨论患者选择标准、手术技术、风险、并发症及苯酚、酒精和甘油等不同药物的使用。

二、患者选择

三叉神经支配区内疼痛的患者可考虑进行化学性去神经治疗。通常包括疼痛未得到充分控制而又无法耐受药物的不良反应，而且因年龄较大且有基础性疾病导致不能耐受外科手术所需麻醉的患者。当然，在考虑治疗方法时，也需要尊重患者的选择。以下是适合化学去神经术治疗的三叉神经疾病列表：

· 顽固性典型或1型三叉神经痛（以间歇性发作性疼痛为特征），以及非典型或2型三叉神经痛（以持续疼痛为特征）。

· 带状疱疹后慢性三叉神经病。

· 创伤后三叉神经痛。

· 三叉神经旁眼交感神经综合征。

· 其他基础性疾病导致的三叉神经痛，如多发性硬化症或结缔组织疾病。

三、手术技术

有多种技术可用于将化学物质注射到三叉神经池中以引起三叉神经节的化学性去神经支配。三叉神经池是指围绕三叉神经节的蛛网膜下隙。三叉神经节由三叉神经全部3个感觉分支（V_1、V_2和V_3）的细胞体组成。

Hakanson在1981年首次阐述了通过甘油注射来缓解三叉神经痛及其手术技术，而该技术后来又得到Bergenheim等的改进。

由于接受治疗的患者大多年老体弱，因此应备有适当的麻醉设备以备不时之需。由于手术的主要部分需要在透视下完成，所以还需要使用适当的辐射防护装备。

进行手术时，患者需保持清醒并处于仰卧位，头部略前曲。在口角外侧2 ~ 3 cm处施用1%利多卡因。在口角外侧2 cm处注射利多卡因主要是用V_2分支区麻醉，而口角外侧3 cm处注射则可以覆盖更多的V_3分支区。使用Hartel经皮入路定位卵圆孔（关于卵圆孔的定位，请参阅其他章节的透视成像）。

确定进针点后，插入20 G脊穿针，指向内眦与内耳道前约3 cm处的交叉点（图11.1）。此时需要持续监测收缩压，因为在此阶段未得到充分控制的疼痛可能会导致高血压。此外，针对年轻患者还必须特别注意可能突然出现的迷走神经反应和低血压发作。所以，整个手术过程中应全程监测血氧、心电图和血压。

谨慎操作以避免穿刺针意外刺入口腔。可通过一只戴手套的手指在口腔内引导以防止这种情况发生。由于患者存在神经孔解剖变异的可能，所以，查阅这些患者的既往影像和手术记录对顺利完成手术很有意义，尤其是颅骨的MRI。

在透视引导下，针头应指向岩骨和斜坡。在侧视图上，针应位于鞍背后方约10 mm处。务必避免针的深度延伸超过斜坡线，以防止意外损伤相邻的血管结构，如颈内动脉和颈静脉。

然后调整透视角度到与穿刺针平行，以确定针尖与卵圆孔之间的相对位置。这需要将患者头部转向对侧约30°并伸展颈部。也可以通过颏下X射线视图来确认穿刺针位于卵圆孔内侧缘。

现在穿刺针可以进一步向卵圆孔内行进。有时可能会导致突然性抵抗力出现或消失，此时患者可能会出现反射性下颌收缩，这一现象也进一步证实了穿刺针的正确放置。这一反射通常是由于刺激三叉神经的运动分支所致。

有时，当拔出针芯时会有脑脊液经套管针流出，提示针头已经进入神经节（Meckel腔）。然而，不能将没有脑脊液外流作为判断穿刺针位置不当的标准，尤其是当患者之前接受过显微血管减压手术时。

确认针的位置后，应在实时透视下注入0.1 mL碘海醇造影剂以进一步确认。数字减影可用于排除造影剂进入血管。

此时，可注射0.25 ~ 3 mL 99.9%甘油或70%酒精，然后缓慢拔出针头。注射前必须仔细清除注射化学制剂的结核菌素注射器中的任何气泡。

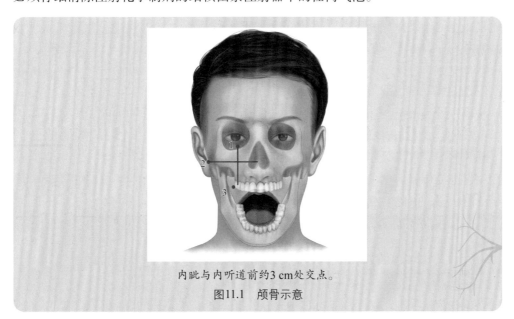

内眦与内听道前约3 cm处交点。

图11.1　颅骨示意

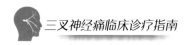

注射成功后，撤出针头和注射器，送患者到术后监护室。

建议在接下来的几个小时内进行密切的神经病学监测，仔细观察是否出现脑脊液漏或其他并发症。患者保持坐姿，头部略前曲，以减少头痛机会。患者应在手术结束后数小时内感受到疼痛缓解，并可在手术当天出院回家。

四、风险和并发症

经皮甘油注射三叉神经根切断术最常见的术后并发症主要包括面部感觉过敏、痛觉减退和痛觉超敏。与经皮球囊压迫三叉神经根切断术相比，接受经皮甘油三叉神经根切断术患者的痛觉超敏的发生率更高。

其他并发症包括角膜敏感性降低和疱疹样皮疹。一些患者还可能出现轻度听力丧失，可能与鼓膜张肌运动纤维损伤有关。少见而严重的并发症为细菌性和化学性脑膜炎，因此需要适当的无菌技术。一些患者在术后早期会出现持续数小时的头痛。

尸体模型显示卵圆孔和三叉神经节之间的距离约为6 mm。进针超过10 mm就可能会带来颈内动脉和脑神经损伤风险，尤其是位于岩舌韧带内侧的第6脑神经。

五、优势

- 甘油或酒精注射化学性三叉神经节去神经术有多种优势。
- 微创手术可以在门诊完成。通常手术时间是30分钟～1小时。
- 患者不需要麻醉，因此，术后恢复时间相对较短。
- 术者所需的手术学习曲线很短。
- 与经皮球囊压迫三叉神经根切断术相比，所需资源更少。
- 与三叉神经射频消融术相比，不需要患者对穿刺针位置的主观反馈。

用甘油进行化学神经松懈术仅对神经造成轻微损伤。术后面部麻木很少见，因此在随访期间患者很少出现感觉异常。

六、缺点

半月神经节化学性去神经支配有以下缺点。

- 该手术是非选择性的，因此，不能用于疼痛限于三叉神经单支分布区内的患者。
- 疼痛经常于数年后复发，可能需要重复注射/神经根切断术。
- 与使用镇静剂的经皮球囊压迫三叉神经根切断术相比，该手术中需要患者处于清醒状态，因此，其在技术方面有时具有挑战性。
- 颈内动脉和第6脑神经等邻近结构的损伤可能导致一些患者出现灾难性的并发症。

七、化学性去神经法的疼痛缓解机制

确切的机制尚不清楚，一些研究者认为化学神经松解术可使时间累积效应正常

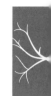

化，从而减轻疼痛。先期的动物试验推测疼痛缓解可能源于对受损的有髓神经纤维轴突髓鞘的选择性溶解。

有研究表明，酒精和苯酚在多种模型中都能引起原生质的蛋白质变性和脱水，进而干扰神经传导和肌肉支配。在较高浓度下还可以观察到神经失用和沃勒变性。然而，酒精和苯酚不会对神经纤维的中央核心部分产生影响。

浓度达到45%或以上的酒精会引起肌肉炎症反应、肌纤维损伤和坏死。推荐使用的酒精浓度为50%～100%，苯酚浓度为5%～7%。

有多项研究显示，使用甘油的剂量对感觉障碍的程度并不产生影响。然而，使用99.5%纯甘油制剂是决定半月神经节后甘油神经根切断术手术效果的一个重要因素。

八、注射剂型

（一）甘油

甘油是尤其适用于治疗三叉神经痛的一种神经破坏剂。浓度高于99%的纯甘油可通过高渗引起髓鞘的碎裂进而导致神经损伤。它也可以直接渗透通过神经束膜。研究显示，即使将甘油注射在三叉神经周围，而不是注射到三叉神经池内也有助于缓解三叉神经痛。使用甘油的优势在于其成本低且易于获取，尤其是在发展中国家。然而，需要注意的是，当甘油在Meckel腔外扩散时会引起多种并发症。

（二）苯酚和酒精

苯酚是苯的衍生物，室温下浓度低于6.7%时可溶于水和甘油。通常使用的酒精浓度为70%或更高。两者都是非选择性化学性去神经制剂，作用于运动和感觉神经，通过引起神经纤维的沃勒变性而发挥作用。这些药剂在使用时立即起效，对大多数患者来说，其作用通常可持续6～12个月。使用苯酚或酒精的一个显著优势是这些制剂不具有抗原性。因为注射酒精时会引起疼痛，所以注射这些药剂可能需要镇静。治疗的不良反应包括感觉异常、疼痛、迷走神经反应和对周围组织的损伤。对于苯酚和酒精化学去神经支配后仍然无法充分缓解疼痛的患者，增加注射剂量不会显示任何额外的益处。

5%苯酚和甘油的混合物曾被用于交感神经阻滞和癌痛治疗，但用于治疗三叉神经痛方面尚未见报道。

总之，经皮化学性去神经术是治疗三叉神经痛的技术之一。对于药物治疗失败且无法接受全身麻醉的患者，该技术是一种可供选择的安全治疗方法。虽然三叉神经疼痛症状有可能复发，但大多数患者能在早期缓解疼痛。尽管与经皮球囊压迫三叉神经根切断术相比，经皮化学去神经术的感觉异常发生率和症状复发率略高，而且在当前针对三叉神经疼痛的治疗中的作用有限，但该方法对于适当的患者仍然不失为一种有效的治疗方式。

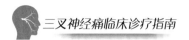

参考文献

扫码观看

第十二章

三叉神经冷冻疗法

Nicholas Mata, Travis Cleland and Chong Kim

一、简介

利用低温减轻疼痛疗法的出现可以追溯到几千年前。在古代，人们使用粗陋的治疗方法，如将冰、雪或冷水敷在皮肤上来减轻疼痛。即使在今天，最常见的冷疗法，亦称冷冻疗法，也涉及冷水浴或使用冰块或蔬菜冷冻袋。该疗法至今已有数千年历史，其中一个鲜为人知的创新性改进亦可以追溯到19世纪。1819年，James Arnott在 *Treatment of Cancer by the Regulated Application of an Anaesthetic Temperature* 一书中发布了他的学术成果。在这份早期的报告中，作者记录了通过一种专门设计的装置将冰和盐混合在一起对癌症进行姑息治疗的经历。

从这一时刻开始，冷冻疗法研究领域变得更加复杂。1852年，一篇具有里程碑意义的论文证明，当高压环境中的绝缘液体穿过阀门并膨胀到低压区域时，则液体及其周围环境的温度会降低。这就是后来著名的焦耳-汤姆孙效应。不幸的是，直到20世纪初，当液氮等制冷剂成为容易获得的商品时，这种效应才被有效地用于冷冻疗法。从20世纪早期到中期，科学家和医师基于上述两个依据制造出使用制冷剂的专用设备，并应用焦耳-汤姆孙效应在特定目标组织中产生极冷的温度。

与所有感觉传入一样，疼痛信息从周围神经传递到大脑。应用低温降低疼痛信息传递的课题已经得到充分研究并建立了生理机制。当神经被冷却到低于生理温度时，其传递动作电位的速度就会减慢。这种减慢的主要机制是由于钠通道的延迟失活导致跳跃传导速度降低，从而延长了去极化时间。动物研究表明，随着神经的进一步冷却，会发生归类为"轴突断裂"的神经损伤。轴突断裂，如 Sydney Sunderland 于1951年首次描述，是一种神经轴突损伤，表现为轴突发生生理性中断和沃勒变性，然而，轴突周围的结缔组织（神经内膜、神经束膜和神经外膜）不受影响。神经结缔组织的这种连续性可以增加轴突成功再生到适当解剖位置的可能性并降低神经瘤形成的风险。这种诱导的轴突断裂所产生的整体生理效应是目标神经皮节痛觉的长期降低。基于这些知识，似乎很容易就会得出一个合乎逻辑的"越冷越好"的结论，然而，进一步的研究表明，其利弊关系是有限度的。

在早期的研究中，没有太多数据显示冷冻时间或冷冻强度与结果差异或解剖学变化之间关系。1995年的一项新研究开始尝试去探讨关于冷冻疗法的一些参数。在该研究中，Zhou建议诱导轴突断裂的理想温度为$-140 \sim -60$ ℃，更低温度的治疗会导致神经再生时间延迟。另外，还有研究表明，骨骼、主要血管和大多数结缔组织对冷冻有很好的承受力。事实上，一项关于心脏的研究表明，与冷冻消融术相比，射频消融更可能导致血栓形成。然而，也有证据表明，低于-140 ℃的温度会导致神经坏死和神经结缔组织的破坏。虽然轴突断裂和完全性神经破坏都可以缓解疼痛，但轴突断裂允许通过神经再生使感觉功能得以恢复，而完全性神经破坏则不然。在1996年的另一项研究中，研究者发现总体冷冻时间与受伤的神经纤维数量和沃勒变性的程度直接相关。同时，他们还发现如果冷冻疗法没有导致神经轴突完全损伤，则痛觉过敏的风险会增加。这一结果随后又得到另一项有关会阴疼痛研究的支持，他们的结果显示冷冻持续时间较长（大于8分钟）的患者疼痛缓解的可能性比持续时间较短的患者更高。2003年，Andrea Trescot的研究显示，单个冷冻周期每次超过3分钟（相对于冷冻总持续时间）对冷冻损伤没有附加益处。然而，目前尚无冷冻神经松解术目标温度的相关指南。如上所述，冷冻温度应低于–60 ℃且高于–140 ℃。目前常用制冷剂（二氧化碳和一氧化二氮）的内在性质将冷冻温度限制到–90 ℃，这为避免更低温度给神经造成破坏提供了天然屏障。在获得进一步的证据或指南发表之前，这些作者建议的目标温度为–90 ~ –70 ℃，分3个治疗周期进行，每次2分钟，间隔以30秒为熔断时间。根据现有的证据，这些参数有助于获得最佳的疼痛缓解，同时可以最大限度地减少神经瘤形成、痛觉过敏和永久性感觉丧失的风险。

J. W. Lloyd于1976年首次阐述了采用冷冻疗法阻断周围神经技术。当时的神经阻滞主要是使用局部麻醉药，每次的疼痛缓解时间只能持续数小时。一些医师使用酒精或苯酚破坏神经以实现长期镇痛，但如果神经破坏不完全，就会有发生痛性神经炎的风险。在他的文章中，Lloyd介绍了一种新设备（Spembly-Lloyd神经阻滞装置）及其使用方法。与大多数冷冻治疗装置一样，该神经阻滞装置应用一氧化二氮产生焦耳–汤姆孙效应，通过冷冻手术探针生成–60 ℃冰球。该探针的主要特异之处在于增加了一个可用于精准定位神经的神经刺激器，以及一个可以记录探针周围温度的热敏电阻，以此来确保在无法直接观察目标时冰球的形成。

关于这种新设备的使用方法，Lloyd简要介绍了开放式手术方法，即在全身麻醉下暴露神经，然后在直视下对该神经进行冷冻治疗。之后，Lloyd又详细介绍了闭合式手术技术。简单地说，就是首先通过解剖标志或成像方式对神经进行定位，然后，在使用局部麻醉剂对浅表组织进行麻醉后，将冷冻探针（通过导引器）插入神经附近。此时，需要使用神经刺激器来定位神经，即通过微弱电流诱导出现感觉反应。最后，让冷冻探针生成冰球（图12.1），并通过热敏电阻的温度记录仪加以确认。开放式和闭合式手术均为–60 ℃两次冷冻循环，间隔以0 ℃短暂熔断。

除了展示技术以外，Lloyd还发表了该手术的首批结果。总体而言，在其来自多个靶点数据中，52/64患者的疼痛得到缓解。尽管疼痛缓解的平均持续时间仅为11天，但也有部分患者的疼痛缓解时间长达224天。尤为重要的是，他还研究了一组因面部疼痛而接受冷冻疗法的患者。该组所有6例接受三叉神经不同分支的开放式冷冻疗法的患者均获得疼痛缓解，平均疼痛缓解时间为21天。

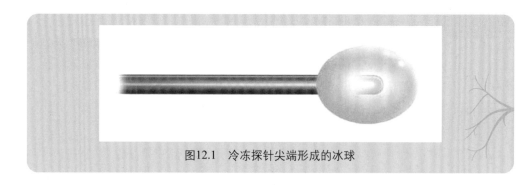

图12.1　冷冻探针尖端形成的冰球

二、冷冻手术

自Lloyd的第一篇文章发表以来，又有多种冷冻探针被开发并用于周围神经的冷冻治疗。与Lloyd探针一样，所有其他探针都配备了用于辅助神经定位的神经刺激器、测量探针尖端温度的热敏电阻及可以迅速降低探针周围组织温度的加压气体释放系统。简介部分已经介绍了有关探针的基础知识和操作，下一节将对手术相关细节给予详细阐述。

如前所述，高压液态气体在冷冻探针内经阀门进入低压环境时膨胀而形成冰球，从而导致周围环境冷却（焦耳–汤姆孙效应，图12.2）。为了实现这一目标而设计的冷冻探针由一组密封管道组成，其里面有一个末端配有阀门的细管。启动后，液态气体从加压气体容器通过细管经阀门进入低压的大管，此时，探针尖端周围区域的温度会骤然下降，并在探针尖端与靶向组织之间形成冰球。之后，大管可再将气体通过漏斗输送回存储单元，并再次加压保存。大多数探针使用压缩二氧化碳或一氧化二氮来完成这一过程。

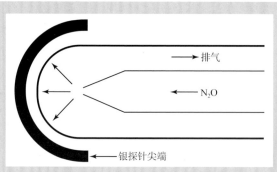

高压气体（图中的N_2O）通过细内管的阀门（在此图中由三个一组的扇形箭头表示）进入大管时发生膨胀，并在探头尖端产生冷却效应。然后气体可以再回归到存储单元（在此图中用"排气"表示，指向右侧），可以重新加压，以便继续冷却。

图12.2　冷冻探针示意

（Provided with permission from EPIMED）

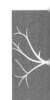

　　虽然总体设计方案简单，但仍需要许多特定的设置和要求以确保冷冻疗法成功。关于这些设备目前已有多种选择，其中包括手持选项功能。所有可用的设备都能够制造适当规格的冰球，在神经上形成冷冻损伤。使用前必须对设备进行精确校准，来确保气体以特定速率流动。气流太慢不会将温度降低到足以形成冰球，而气流过快可能导致沿探针的冻结精度降低，从而可能引起潜在的皮肤灼伤。探针的直径也是非常具有特异性的，通常为1.4~2.0 mm，各自对应的冰球尺寸为3.5~5.5 mm。许多医师选择在插入冷冻探针之前先使用导引器，主要原因可能包括：①容易操控通过软组织；②以确保刺激和冷冻保留在探头尖端；③植入过程中随时可以使用局部麻醉剂。

　　准确性对于确保神经获得最佳冻结效果至关重要。为了实现神经的准确定位，在探针的神经刺激器确认最终目标之前，可使用解剖标志、透视或超声成像。神经刺激器针对感觉和运动的反应需要进行校准。对于感觉神经，当探针接近靶点时，需要使用低电压长时程脉冲刺激。当使用0.5 V或更低电压下就可以获得稳定的感觉刺激反应时，说明目标神经与探针间距离已经临近至足以进行冷冻治疗。完成这一任务后，将刺激器开关切换到运动设置，即短时程脉冲。在将电压调至最大的同时观察患者的运动反应。如果未观察到运动反应，则可以确定对该靶点进行冷冻疗法时对运动神经的风险极低。值得一提的是，在一项动物实验中，研究者将冷冻疗法用于运动感觉混合神经，结果显示冷冻疗法对运动功能的影响很小，带来的影响仅持续14天，并在30天后恢复。

　　该手术适用于有明确诊断的面部疼痛患者，主要包括经保守治疗（包括药物治疗）无效，针对特定神经进行过多次诊断性神经阻滞，并且适合经皮介入治疗的患者。如果手术疗效充分，当症状复发时可以考虑重复手术，反之，如果治疗效果持续短暂或缓解疼痛效果不佳，则重复该手术不太可能会带来更多益处。

　　冷冻神经松解术的相对禁忌证尚未完全确定，可能与射频消融模式类似。其中包括患者拒绝、局部感染、败血症、凝血功能障碍、颅内压升高、行为异常、对局部麻醉剂过敏、患者不能配合和抗凝状态。总体而言，常规冷冻疗法最重要的禁忌证是出血素质，需要避免血液进入容易被医师忽视的区域，如骨盆或胸部。然而，由于三叉神经及其分支的位置，这种风险与本书涵盖的病理学无关。三叉神经冷冻消融术并发症比率尚无专门的研究报道，冷冻疗法的一般并发症包括皮肤色素沉着、脱发（尤其是眉毛）和皮肤冻伤。针对三叉神经的射频消融可伴有早期或晚期疼痛复发、角膜反射减弱、咬肌无力和麻痹及角膜炎。虽然三叉神经许多部位的冷冻治疗都可通过口腔黏膜进行，但有时也可经皮手术。因此，应该依据特定的手术部位给予上列相应的警示提醒。患者必须被告知任何部位手术，除了缓解疼痛外，都可能会伴有一过性或持续性麻木。尽管多数患者对此可能并不介意，但感觉丧失可能会带来不适，尤其是发生在面部。

　　下一章节将对冷冻疗法的常规步骤给予阐述。由于三叉神经痛冷冻疗法大多针对性应地用于三叉神经的特定分支（而不是神经主干），因此后续关于具体手术方法的讨论将针对三叉神经的不同分支逐一展开。

　　冷冻疗法的第一步是定位正确的靶点。应使用低剂量局部麻醉剂进行高度准确的诊断阻滞。具体的阻滞方法取决于靶点位置，可能包括使用神经刺激器、透视、超声或直视下进行。如果阻滞成功，医师可以考虑施行冷冻疗法。在征得知情同意后，将患者放置于适当体位，多数情况下，建议使用少量或不使用镇静剂，因为在尝试刺激定位神经时需要患者的感觉回馈。接下来的手术步骤均应在无菌条件下进行。首先通过透视、解剖标志或触诊定位神经；其次，在放置导引器之前，在目标部位注射局部麻醉剂；再次，有些医师喜欢将经盐水稀释的肾上腺素注射到皮下组织中以产生局部血管收缩，进而获得止血和局部降温作用；最后，做一个小切口，将较大的导引器推向目标。此时可根据需要使用更多的局部麻醉药。导引器到达目标区域后，将冷冻探针插入导引器，仅暴露出探针尖端。

　　接下来，借助神经刺激器使探针尽可能地靠近神经。从感觉设置开始，通过探针发射高压电荷以诱发皮区感觉异常。通过患者反馈将刺激与感觉反应相关联。如果没有响应，则需要重新定位探针并在相同电压进行刺激。重复此循环，使患者在相应皮区感受到异常感觉。然后，医师还需要反复调整探针位置并尝试使用更低电压，直至可以在0.5 V或更低的刺激强度下稳定地获得相同皮区的感觉异常。此时，医师需要筛查周围区域的运动神经。将冷冻探针上的刺激器切换到运动设置，输出高压刺激的同时观察是否发生肌肉抽搐。如果没有观察到运动反应，医师可以确信冷冻对运动神经的风险已降至最低。反之，医师应该考虑在此处进行治疗的利弊得失，或考虑沿神经另选其他更合适部位。

　　使用刺激器定位神经时，需要注意避免以下两个的问题。第一，探针移动也会引起感觉异常，有时可能会与刺激引起的感觉异常发生混淆，因此，确定感觉异常反应与刺激有关，而不是来自探针的移动至关重要；第二，刺激器不应连续发出刺激。一旦患者感觉到刺激，应立即关闭探针。否则可能会导致神经过度刺激，使其对后续刺激的反应不佳或无反应。

　　神经定位后，即可使用冷冻探针产生冰球。气流开启2~3分钟，然后关闭30秒，如此循环重复2~3次，以确保适当的冰球形成和冻结。温度至少为−60 ℃，但不能低于−140 ℃。完成治疗之后，在移除探针之前，需要保留足够的时间让冰球完全解冻。冷冻后过快取出探针会导致神经和周围组织的钝性损伤。最后，取下导引器，对患者进行适当的清洁和包扎。值得注意的是，患者通常在开始冷冻的前30秒会感到不适，但在接下来的手术过程中通常没有疼痛。

　　如前所述，大多数医师都会选择特定的神经分支，而不是三叉神经主干，作为治疗的靶点。其中，最常见的包括眶上神经（来自 V_1）、眶下神经（来自 V_2）、

V₃主干、颏神经（来自V₃）和耳颞神经（来自V₃）。当然也有一些医师选择将三叉神经出卵圆孔处作为靶点，但由于阻断了整个眼分支功能，存在眼部感觉减退的风险（图12.3，文后彩图12.3）。

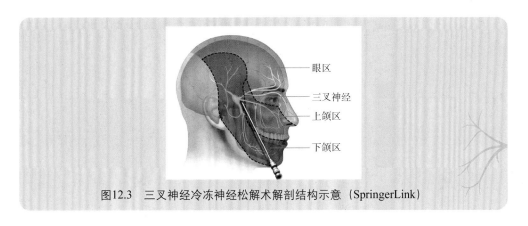

图12.3　三叉神经冷冻神经松解术解剖结构示意（SpringerLink）

下文将更详细地阐述有关三叉神经痛常见分支靶点的技术方面问题，其中内容主要来自Andrea Trescot关于冷冻疗法的文章。文中会重点阐述针对每个靶向分支的封闭技术，并对提到的开放性手术给予简要说明。

可以通过两种标志技术或通过超声引导技术接近上颌神经。当使用超声引导技术时，需将传感器放置在上颌骨颧弓下方，以便评估翼腭窝。针在短轴上行进。颧弓上标志引导入路要求患者仰卧，头部保持中立。针头由眶缘后方颧弓上方垂直进入，直到在1.0 cm处接触到骨性标志。然后，将针头转向尾后方向，并进针3.5～4.5 cm至翼腭窝。

眶上神经的刺激反应常发生在眶上切迹，这就使该部位成为典型的治疗靶点。手术包括直视的开放式手术和闭合式手术。闭合式手术通常使用较细的1.4 mm探针和14 G（Gauge）导引器。因为眼周皮肤特别敏感，因此在此处手术需要格外小心。在眼眉上方或下方（以尽量减少脱发的风险）实施冷冻疗法，指向眶上切迹。需要提示患者术后的皮肤色素沉着变化可能持续数月或更长时间。

眶下神经的刺激点通常位于眶下孔。手术方式除了也可使用直视下开放式手术之外，还有两种闭合式技术。一种是使用1.4 mm探针和14 G导管在眶下孔经皮穿刺。另一种技术是经口内入路，使用较粗的2.0 mm探针和12 G导管，将探针插入第一前磨牙上方黏膜皱襞处，指向眶下切迹。

下颌神经有3个靶区：下颌神经主干、颏神经支和耳颞神经支。

针对下颌神经主干，既可以使用直视下开放式入路也可以采用闭合式的口内入路和口外入路。使用口外入路时，探针于下颌骨的冠状突后方进入，直至颞肌和翼外肌之间（当探针移动到适当的筋膜平面时，医师可以觉察到第二次出现可触知的

"砰砰声")。口内入路需要将探针放置在下颌孔，位于下颌舌骨的内侧上缘。使用标志引导手术时，针的进入点位于耳屏与颧弓下方，下颌切迹后方。尽可能将针靠上垂直于皮肤进入，向前推进2～4 cm后转向后下，以避免动脉损伤。发现下颌抽搐时停止进针。负压抽吸后，可以进行药物或冷冻治疗。

针对颏神经的治疗通常采用闭合式手术。使用14 mm探针，经皮或口内入路至颏孔处。

耳颞神经的治疗需要采用闭合式手术。Trescot介绍了一种针对该神经远端的定位方法，即将穿刺针指向以眼角与耳屏前连线为基底的一个等边三角形的顶点。这条路径通常使用较粗的2.0 mm探针。而针对耳颞神经的近端则可以使用闭合式口外入路，靶点就位于颞下颌关节的前方。此时，建议使用较细的探针以避免损伤与靶点比邻的面神经。

以三叉神经节为目标的手术并不常见。该入路要求患者仰卧，颈部伸直。术中需要颏下和侧视图来识别卵圆孔。进针点位于嘴角外侧2.5 cm处，穿刺针向头端倾斜并对准内听道，使针的轨迹处在一个垂直于瞳孔的平面上。当穿刺针前行抵达颅底后，再逐步试探将针放置于卵圆孔内。注射任何药物之前的负压回抽十分重要，以确保没有脑脊液或血液回流。由于与脑脊液和颈内动脉的紧密关系，与其他神经靶点相比，三叉神经节部位手术发生血肿或意识丧失的风险会增加。

三、冷冻疗法治疗发作性三叉神经痛疗效文献综述

由于大多数发作性三叉神经痛患者的症状可以通过口服药物得到控制，所以，研究冷冻疗法效果的可用数据非常有限。此外，尽管现有的大多数研究显示了冷冻疗法的有效性，然而，这些资料大多来自传统疗法治疗无效的患者，导致数据对三叉神经痛的总体人群的适应性仍存在局限性。如前文所述，三叉神经是由3个主要分支（V_1、V_2和V_3）及其各自终末分支组成。在临床上，三叉神经痛症状可能仅发生于神经的特定部位，而医师也倾向于针对神经的特定部位实施冷冻疗法。这一现象对患者有益，然而却会大大降低研究结果的泛化性，因为并非在所有研究中都以相同的比率治疗相同的分支。因此，在查阅文献时，应该特别注意靶点是哪些神经。

最早的关于冷冻疗法的数据来自一篇介绍冷冻神经消融新探针的原创文章。其中，仅包括6例被定义为面部疼痛的患者，而没有特指为三叉神经痛。治疗后，所有患者均获得疼痛缓解，疗效持续平均为21天。几乎所有患者都接受了眶下神经消融术，仅有一例是颏神经治疗。使用的是开放式手术技术，理论上允许研究人员准确定位神经。疼痛缓解持续时间较短或许可以归因于短时程的冷冻时间（两个2分钟循环）和相对较高的冷冻温度（-60 ℃）。

在另一项由42例发作性三叉神经痛患者构成的临床研究中，研究者在局部麻

醉注射定位后对55根神经进行了冷冻治疗。主要靶神经为颏神经、眶下神经和颊长神经。手术采用的是经口内开放式直视下入路操作。没有使用统一的冷冻持续时间和冷冻次数，温度为−45 ℃。作者报告，55条神经中有54条没有疼痛复发，但关于随访的定义并不明确。然而，值得注意的是，这是最早的发现存在疼痛迁移现象的临床观察。在这组病例中，有16例患者出现疼痛迁移到三叉神经不同区域的现象，其中部分患者接受了再次手术，冷冻时间为2分钟，温度为−100 ℃，使复发的疼痛症状得以缓解。据此，作者得出结论：在−100 ℃下冷冻3次，每次2分钟，间隔5分钟，治疗成功率更高。

对5年前接受冷冻治疗的29例患者进行了回顾性分析后，Zakrzewska于1987年发表了他关于冷冻治疗发作性三叉神经痛的第一组数据。手术采用经口内开放式直视下入路。使用局麻药试验性阻滞识别靶神经后（主要是颏神经、眶下神经和颊长神经），在−120 ℃，进行3次2分钟的冷冻，间隔以5分钟熔断。85%的患者获得即刻疼痛缓解。然而，只有41%的患者疼痛缓解时间超过1年。这些作者还首次研究了单根神经的治疗效果，他们指出，尽管总体的疼痛缓解率较低，但是，特定单根神经的成功率可以达到63%，而且效果可能持续到1年以上。比较遗憾的是，作者没有详细描述哪些结果来自重复手术或原始手术。这一点尤为重要，因为在5年的观察期内，他们的29例患者总共接受了83次冷冻治疗。

第二年，Zakrzewska又公布了来自145例患者的前瞻性病例分析的第二组数据。随访时间长度变异极大，从1个月到6年不等。手术仍然采用与他之前所述相同的技术，只是将冷冻温度降低到−140 ℃。如果疼痛在观察期内复发，患者依然可以再次接受重复手术。尽管显示，只有27%的患者在1年内没有疼痛，平均复发时间为10个月。然而，作者除了关注受试者整体面部疼痛的控制情况之外，还认真评估了单根神经的治疗效果，并发现其中有些神经的疗效更令人期待。例如，眶下神经和颏神经的平均复发时间分别是20个月和17个月，明显长于总体疼痛复发时间。颊神经的复发时间最短，仅为13个月。在所有这些患者中，感觉功能在2～3个月时恢复，冷冻止痛后患者的疼痛迁移发生率为38%。另外，他们还注意到手术后发生面部疼痛的患者比例很高，局部感染率为4%。在1991年进行的一个针对这批先前研究的患者的横断面调查显示，有52%的患者疼痛复发（远高于作者研究的其他治疗方法）。虽然该数字看似很高，但当结合冷冻疗法的病理生理学考虑时就不会觉得意外。−140～−60 ℃冷冻引起神经轴突断裂很可能会通过其保留的神经内膜再生，从而导致疼痛复发。考虑到从手术到完成调查的持续时间，这一点尤其正确。幸运的是，74%的患者表示他们愿意再次接受该手术：这一可观的数字体现了患者对该手术的简单和有效性的认同。

大约在同一时间，比利时发表了一篇小宗病例分析，其中仅观察了10例患者，随访时间长度差异较大。与其他的报道一样，试验阻滞后，手术采用开放式直视下观察神经并进行冷冻治疗。冷冻次数取决于目标神经，冷冻温度平均为-70 ℃。总体而言，在10例患者中，有9例患者疼痛立即缓解，7例患者的疼痛缓解持续至随访期结束（3至13个月不等）。感觉丧失在6~12周恢复，他们未观察其他研究中发现的疼痛迁移。

2002年，一篇小宗病例报道介绍了一种新型冷冻探针。据作者称，该冷冻探针可以实现更快冻结和更缓慢解冻，并可以使闭合式手术更容易。与之前的大多数研究采用的开放式手术不同，本研究采用了闭合式技术。与其他的闭合式技术一样，试验性阻滞后，进行两次90秒的冷冻，但作者并未提及冷冻温度。所有患者均在短期内获得疼痛缓解，疗效持续至少6~12个月。

迄今为止的研究显示冷冻疗法的疗效值得期待，而且在某些方面已经获得一致性的成果。在筛选周围神经靶点时，所有患者都需要接受诊断性阻滞。这一操作似乎有助于改善患者的预后，因为绝大多数患者在诊断性阻滞后至少能获得短期的疼痛缓解。单次诊断性阻滞后的冷冻疗法成功率如此之高提示配对的诊断性阻滞可能价值不大。但应该指出的是，还没有任何研究尝试过未经预先诊断性阻滞的冷冻治疗。虽然绝大多数患者术后获得了短期的疼痛缓解，但远期效果却差异很大。平均而言，大多数患者的疼痛缓解持续至少6个月，有些甚至达到5年或更长时间。尽管大多数患者会出现疼痛复发，但有数据表明，开放式手术对特定神经非常有效，其中多数眶下神经和颏神经的手术在1.5年内不会出现症状复发。一些研究显示疼痛可以迁移到三叉神经的其他分支，然而这些资料并不一致，而且其机制尚不清楚。大多数研究认为感觉丧失可以在几个月内恢复，但是Zakrzweska的横断式调查显示这可能需要更长时间，而且带来的困扰也比预想的要重。即便如此，数据依然提示该手术给患者带来的负担似乎很低：大多数患者对手术感到满意，并愿意根据需要多次接受该手术。

虽然这些数据让人振奋，但我们也必须对这些研究的局限性有清醒的认识。最重要的是，除了其中一项以外，所有研究均采用的是开放式手术技术，即医师可以直视正在进行冷冻治疗的神经，而关于三叉神经的数据仅见于一个小型个例报道。因此，尽管有强大的解剖学知识支持，但就闭合式手术的价值仍需要进行更多的研究加以验证。与神经刺激器相关的神经冷冻温度及冷冻时间方面数据匮乏，加上比较闭合式与开放式手术技术的数据有限导致了现有数据的另一个局限性：所有研究基本上都是病例分析，尚无包含坚实的安慰剂组的随机对照试验。尽管一些术后患者的疼痛控制时间超过5年，术后发生的不良反应可能比使用抗癫痫药物更少，使手术有望成为一种标准式，但由于缺乏可靠的数据，这一点将永远无法实现。研究的另一个限制是针对特定目标神经分支的数据相对缺乏。尽管有几项研究在总体疗效之外对特定神经的结果给予了描述，但至今还没有专门针对这些特定神经的研究报道。此外，目前的资料主要限于针对颏神经、颏神经和眶下神经进行的治疗，而针对三叉神经的其他大量靶点区几乎没有数据。这些差异导致很难对冷冻治疗提出标准化建议，以便于对这些研究的数据和结果进行比较。所以，在冷冻疗法成为治疗发作性三叉神经痛的一种方法之前，仍有很多方面的工作需要完成。

作为结论，尽管缺乏强有力的随机对照试验，现有资料显示冷冻疗法对发作性三叉神经痛治疗有效。冷冻疗法对周围神经发挥作用的生理和解剖学机制已经得到充分证明。此外，该手术可能给患者带来风险的概率很低。

目前，最恰当的建议是将该方法用于由于治疗使用口服药物难以控制的发作性三叉神经痛患者。同时应该提醒患者术后面部感觉丧失可能会持续几个月，疼痛复发的可能性很大，有些患者的疗效可能会持续超过5年，而且大多数患者对该手术耐受性良好。

● 参考文献 ●

扫码观看

第十三章
肉毒杆菌毒素注射

Greta Nemergut

一、背景

肉毒杆菌毒素（botulinus toxin，BTX）是一种由厌氧肉毒杆菌产生的毒素。在存在的七种神经毒素（A～G）中，A型和B型可用于人体疾病的治疗，其中尤以A型最为常用。肉毒杆菌毒素通过运动和自主神经末梢的受体结合而发挥作用，抑制乙酰胆碱，导致神经肌肉传递受阻。肌肉收缩需要乙酰胆碱与其受体的结合。肉毒杆菌毒素裂解时可生成突触体相关蛋白25 kDa（SNAP-25），一种乙酰半胱氨酸在神经末梢释放所必需的蛋白，使乙酰胆碱功能受到抑制。所以当肉毒杆菌毒素被注射到肌肉中时会引起部分化学性去神经支配，这导致肌肉活动减少，并在接受局部注射的肌肉内发生可逆性麻痹。而当皮内给药时，它会导致汗腺去神经支配，从而减少出汗。

二、作用机制

肉毒杆菌毒素缓解神经性疼痛的机制尚不完全清楚。目前，正在进行的关于肉毒杆菌毒素用于各种疼痛病症的研究显示，使用肉毒杆菌毒素后的疼痛缓解不仅与肌肉放松有关，而且还有其他止痛机制发挥作用。

目前认为肉毒杆菌毒素主要通过4种机制来治疗神经性疼痛：①阻止疼痛介质释放，包括位于神经末梢和背根神经节的P物质和降钙素基因相关肽（calcitonin gene-related peptide，CGRP）；②减少神经末梢周围的炎症；③使钠通道失活；④抑制轴突运输。这些问题已经在动物模型上得以验证。SNAP-25裂解是导致外周神经通路上参与疼痛感觉的通道，即瞬时受体电位缬氨酸样蛋白1（TRPV1）和锚蛋白1（TRPA1）下调，进而减轻疼痛。研究证明，肉毒杆菌毒素也可以阻止神经肽（如降钙素基因相关肽）从三叉神经节释放。神经递质（降钙素基因相关肽和P物质）的同样减少具有局部抗炎作用，因为这些递质在炎症的感觉方面可能发挥作用。在Lucioni A等的一项研究中，发现在诱导炎症反应的大鼠膀胱中使用肉毒杆菌毒素会导致神经递质数量减少。研究还发现肉毒杆菌毒素具有减轻神经末梢局部炎症的作用，而且不伴有肌无力的发生。值得注意的是，并非所有评估肉毒杆菌毒素抗炎作用的研究都显示炎症标志物的减少，这表明在确立肉毒杆菌毒素在炎症中的整体功效和潜在应用范围之前仍需更多的研究支持。另外，也有研究人员发现肉毒杆菌毒素可以使钠通道失活，从而减轻神经性疼痛。而且，他们还认为这种阻断钠通道的方式与传统抗癫痫药物的改变兴奋性胞膜的钠电流的方式有所不同。最后，还有人认为肉毒杆菌毒素可能具有经轴突从外周向中枢神经系统的转运并发挥活性的能力。一些研究资料显示，当面部和三叉神经给药时，位于中枢的SNAP-25会发生裂解。单侧给药时发生的双侧作用也进一步支持了上述机制。然而，这一理论尚未得到广泛证实，有其他试验通过放射性标志药物证明肉毒杆菌毒素停留在局部注射部位。虽然肉毒杆菌毒素治疗神经性疼痛的整体和确切作用机制尚不完全清楚，

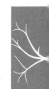

但它已在偏头痛和针对多种疼痛疾病（包括三叉神经痛）的小型临床试验中显示出了一定的疗效。

三、偏头痛

包括遗传和激素在内的多种因素及多条疼痛通路与偏头痛相关。其中一个通路为三叉血管系统，即是由位于三叉神经节内的细胞体对脑血管提供感觉支配。三叉神经节内的神经元向三叉神经尾核内的神经元传递信号，然后再传递到丘脑，导致颅外超敏反应。硬脑膜血管由经过三叉神经节的神经支配，与TRPV1和其他神经递质具有相似之处。由于参与颅内血管和硬脑膜的疼痛过程的三叉神经V_1分支包含外周纤维，所以偏头痛期间会在眼区体验到疼痛。此外，头后部疼痛的发生与三叉神经和颈部传入神经汇集形成颈三叉神经复合体有关。使用肉毒杆菌毒素预防偏头痛不仅涉及对三叉神经系统的影响，而且这种机制对药物的疗效也发挥了作用。PREEMPT试验是证明肉毒杆菌毒素A型可以有效预防慢性偏头痛的主要临床试验，以此为依据，美国食品药品监督管理局（Food and Drug Administration，FDA）批准该药物可用于此适应证。

PREEMPT1和PREEMPT2是论证肉毒杆菌毒素在预防成年人偏头痛方面安全性和有效性的随机对照试验。在PREEMPT1中，减少头痛天数这一主要终点疗效指标，在肉毒杆菌毒素和安慰剂组之间没有差异。作者认为，产生这一结果的原因在于与基线水平的安慰剂组相比，肉毒杆菌毒素组患者的头痛发作频率更高而且持续时间更长。PREEMPT2则显示出使用肉毒杆菌毒素的效果，与安慰剂相比，使用肉毒杆菌毒素可更大程度地减少头痛天数（主要终点指标）（表13.1）。两项试验设计模式相同，在24周时评估疗效结果，肉毒杆菌毒素注射两次，相隔12周。头痛天数的基线平均值相似，约为每月20天，使用的肉毒杆菌毒素剂量为155～195 U。在多个肌肉部位注射，推荐的步骤如下（所有部位均采用双侧注射，降眉间肌除外）：皱眉肌5 U、额肌10 U、颞肌20 U、枕肌15 U、颈椎旁肌10 U和斜方肌15 U（图13.1）。

表13.1　PREEMPT1和PREEMPT2主要疗效分析

	PREEMPT1		PREEMPT2	
减少头痛天数	肉毒杆菌毒素 −5.2	安慰剂 −5.3	肉毒杆菌毒素 −9.0	安慰剂 −6.7

关于偏头痛儿童使用肉毒杆菌毒素的数据非常有限（表13.2），在已经完成的两个回顾性评述中，一个包括10例患者，另外一个包括30例患者。两者的肉毒杆菌毒素的给药方式与PREEMPT试验类似。第一篇评述包括的患者为8～18岁，大多数（12例患者）在16～18岁。第二篇评述的患者平均年龄为（16.5±1.83）岁。在

这两次试验中，患者头痛减轻，并且可以耐受药物。建议进一步完成前瞻性随机试验，以确认肉毒杆菌毒素在儿童和青少年患者中的有效性和安全性。

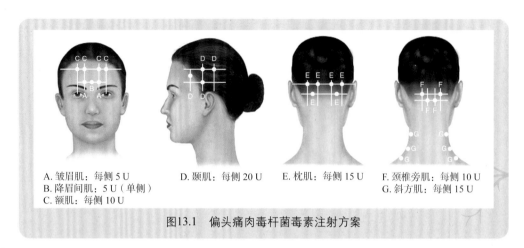

A. 皱眉肌：每侧 5 U
B. 降眉间肌：5 U（单侧）
C. 额肌：每侧 10 U
D. 颞肌：每侧 20 U
E. 枕肌：每侧 15 U
F. 颈椎旁肌：每侧 10 U
G. 斜方肌：每侧 15 U

图13.1　偏头痛肉毒杆菌毒素注射方案

表13.2　肉毒杆菌毒素治疗儿童患者的头痛天数减少情况–回顾性研究

	基线头痛天数	治疗后头痛天数
Shah 等（10 例患者）	15（8，29）	4（2，10）
Ali 等（30 例患者）	24.4 ± 7.49	14.8 ± 12.52

四、三叉神经痛

关于肉毒杆菌毒素在治疗三叉神经痛的疗效方面已经有随机试验研究，与之相伴的还有数篇研究该药物使用和疗效的病例报告。此外，还可以找到关于肉毒杆菌毒素治疗三叉神经痛的荟萃分析和系统评价，然而，每一项研究使用的都是相同的随机试验。所有试验均使用A型肉毒杆菌毒素，但给药剂量、部位和给药技术却有所不同。

在Wu等完成的一项评估A型肉毒杆菌毒素治疗三叉神经痛疗效的随机安慰剂对照试验中，42例患者被随机分配注射A型肉毒杆菌毒素75 U（$n=22$）或生理盐水（$n=20$）。试验持续了13周。患者平均年龄为58岁，大多数患者正在服用其他治疗三叉神经痛药物。主要终点指标为疼痛严重程度，可使用11点疼痛视觉模拟评分量表（visual analogue scale，VAS）评估，以及记录每天疼痛发作减少次数。作者还评估了治疗有效者的百分比，疼痛减轻50%被视为治疗有效。在15个部位给药，每个部位5 U，根据患者的疼痛部位采用皮内和黏膜下给药。对照组以相同的方式给予生理盐水（图13.2）。

试验结果显示，与接受生理盐水的对照组患者相比，接受A型肉毒杆菌毒素治疗的患者疼痛减轻程度更大，疼痛发作次数更少，治疗有效率更高（表13.3）

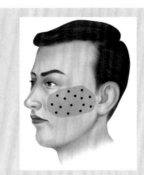

图13.2　三叉神经疼痛区肉毒杆菌毒素和安慰剂的注射部位

表13.3　终点疗效

	A 型肉毒杆菌毒素	生理盐水	p 值
第 12 周的 VAS 评分	1.5	5.5	< 0.05
第 12 周平均每天疼痛发作次数	1	19	< 0.05
治疗有效患者（疼痛减轻＞ 50）	68.18%	15.00%	< 0.01

与此同时，Zhang等也完成了一项非常类似的试验，与前者的主要差异在于治疗组的设计。该研究包括三组，分别是使用两种不同剂量的肉毒杆菌毒素组和安慰剂组：A型肉毒杆菌毒素25 U（n=27）、75 U（n=29）和安慰剂（n=28）。研究持续时间为8周。根据患者的疼痛部位，在20个不同的部位进行皮内或黏膜下给药。结果显示，与接受安慰剂的患者相比，使用A型肉毒杆菌毒素治疗组获得了明显更好疗效；而两种肉毒杆菌毒素剂量之间未见明显效果差异。疼痛减轻至少50%的有效率如下：肉毒杆菌毒素25 U，70.4%；肉毒杆菌毒素75 U，86.2%；安慰剂32.1%；治疗组和安慰剂组之间$p<0.017$，两个肉毒杆菌毒素组之间$p>0.05$（无统计学意义）。

在Shehata等的另一个试验中，20例患者被随机分配接受A型肉毒杆菌毒素（n=10）或安慰剂（n=10）。肉毒杆菌毒素剂量为40～60 U，根据疼痛部位进行皮下给药，随访12周时对结果进行评估。主要终点指标是基于视觉模拟评分法的疼痛减轻程度。结果显示，与安慰剂组相比，肉毒杆菌毒素组疼痛明显减轻。BoNT组和安慰剂组的基线疼痛评分分别为8.3和8.5。随访第12周时，肉毒杆菌毒素组和安慰剂组的最终疼痛评分分别为1.8和8.2（$p<0.0001$）。

Zuniga等的试验获得了与上述3项试验相似的结果。该试验使用A型肉毒杆菌毒素50U（n=20）并与安慰剂（n=16）进行比较。经皮下给药，在12周时评估疼痛评分的变化。结果显示两组之间疼痛减轻程度存在明显差异，肉毒杆菌毒素组：4.75；安慰剂组：6.94，$p=0.01$。

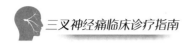

试验中发生的不良反应并不严重，属于典型的肉毒杆菌毒素不良事件，表现为在每项试验中均有几例患者出现颜面不对称。

在Morra ME等完成的荟萃分析中，作者通过组合这些小样本研究，并对其结果进行归纳来对肉毒杆菌毒素治疗三叉神经痛的总体疗效进行分析。分析结果显示，尽管给药剂量和所使用的给药方法有所不同，但所有结果均有利于肉毒杆菌毒素的使用。所有数据都提示肉毒杆菌毒素可以改善VAS疼痛评分，多数情况下疗效持续至少12周。然而，因为这些试验没有对12周之后的疗效给予评估，所以，根据现有数据无法了解是否需要重复注射及需要重复注射的频率。另外，不同试验使用的剂量没有一致性标准。Zhang等的试验证明使用较高剂量（75 U）不会产生比低剂量（25 U）更好的反应，提示不需要使用更高剂量以激发更大反应。另外，还有一项开放性试验显示，剂量低至6.45～9.11 U时仍有疗效。

在Boru等完成的一项开放性试验中，他们评估了肉毒杆菌毒素对27例三叉神经痛患者的长期疗效。患者分别在上颌根和下颌根接受A型肉毒杆菌毒素50 U注射（图13.3，文后彩图13.3）。

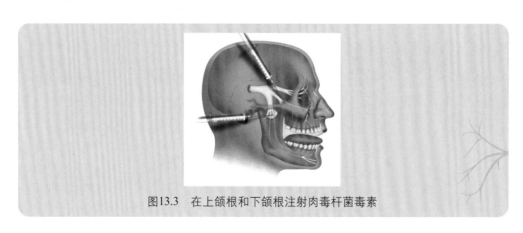

图13.3 在上颌根和下颌根注射肉毒杆菌毒素

按照试验设计，研究者分别在第1周、第2个月和第6个月评估VAS疼痛评分、疼痛发作频率和有效者百分比。如果患者疼痛复发，则以相同的方式再次注射（表13.4）。

表13.4 基线与6个月时的疗效对比

VAS		每天疼痛发作		6个月时治疗有效者百分比
9.7 ± 0.6	1.6 ± 2.4	217.7 ± 331.5	55.15 ± 196.2	88.9%

结果发现，有15例患者（55.5%）在第2个月时需要注射第二剂肉毒杆菌毒素，其中7例患者（47%）在6个月内需要注射第三剂肉毒杆菌毒素。12例患者（44.4%）在第6个月时疼痛完全缓解。一例患者在6个月内接受了三次注射，但疼

痛依然没有任何缓解。目前，该试验仍在进行之中，两例患者在两年后仍无疼痛，然而，正在进行的试验并没有报告注射频率或注射量。本试验中使用的注射方法不同于随机对照试验。该试验可以证明肉毒杆菌毒素治疗三叉神经痛的疗效，同时显示疗效可以持续一段时间，但是可能需要定期重复注射。然而，作为一个开放式设计，没有对照组，因此需要更多的数据来了解疗效的持续性。

对肌筋膜疼痛和三叉神经痛临床试验中的不良事件进行系统回顾得出的结论认为肉毒杆菌毒素是一种安全的治疗方法，没有任何重大不良事件。三叉神经痛试验中最常见的不良事件是注射部位肌力减弱、短期面部不对称及注射部位水肿、瘙痒和疼痛，大多数事件的症状可自行消退。在Liu等完成的一项评估肉毒杆菌毒素对≥80岁患者的安全性和有效性的实验中，共入组43例患者，其中包括≥80岁患者14名，<60岁患者29名。老年组和年轻组A型肉毒杆菌毒素剂量分别为（91.3±25.6）U和（71.8±33.1）U（无差异，$p=0.061$）。结果显示两组患者的VAS评分均有所降低，年龄组之间无显著差异。80岁及以上组的基线VAS评分为8.5，1个月时降至4.5，与此同时，年轻组的VAS评分从8.0降至5.0，每组各有两例患者出现轻微不良反应，均自行缓解。

就目前而言，肉毒杆菌毒素治疗三叉神经痛的所有可用数据都受限于试验规模或设计。而且使用的剂量和注射技术因试验而异，因此无法确定标准剂量和治疗方法。对于三叉神经痛患者来说，尚不清楚肉毒杆菌毒素疗效的持续时间及重复注射的时间间隔。然而，所有数据均显示肉毒杆菌毒素治疗对传统一线疗法无充分反应的三叉神经痛发挥作用，所以，在寻求手术干预之前，也可以将肉毒杆菌毒素考虑为一种治疗方案。

基于上述的试验数据，欧洲神经病学学会在2019年制定的三叉神经痛指南中建议将肉毒杆菌毒素疗法作为治疗三叉神经痛的一种附加手段。

对于那些经其他保守治疗措施无法获得充分疗效的慢性偏头痛患者，肉毒杆菌毒素治疗已成为一种标准的治疗方法。尽管不是所有患者对治疗都有反应，但在12周内多次肉毒杆菌毒素注射后，有相当一部分患者的头痛频率或头痛严重程度至少有一定程度的下降。尽管由于高质量数据有限，目前该药物尚未被采纳作为一种三叉神经痛的标准治疗方法，但是，对于常规治疗无效或失去疗效的患者，可考虑将肉毒杆菌毒素注射作为治疗计划的一部分。目前，还需要更多的数据来确认三叉神经痛治疗中适当的用药剂量。现有的资料提示，以12周或更长的时间增量，给予低剂量注射可能是最佳的治疗方案，但尚需确定剂量范围。

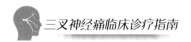
参考文献

扫码观看

第十四章

再生医学与三叉神经疼痛

Chandni B. Patel, Ankur A. Patel and George C. Chang Chien

一、简介

再生医学领域在过去二十年中呈指数级快速发展。简而言之，再生医学的重点就是将细胞或其代谢产物作用于受损组织，以刺激身体的内在修复机制，从而诱导愈合和功能恢复。再生疗法，包括富血小板血浆（platelet rich plasma，PRP）和干细胞疗法，一直处在周围神经疾病治疗的最前沿，治疗的疾病包括三叉神经痛和其他三叉神经疾病。本章将重点阐述再生疗法在三叉神经和其他周围神经疾病治疗方面的应用。

二、作用机制

在讨论再生疗法的应用之前，首先对其作用机制进行回顾。

（一）富血小板血浆

富血小板血浆是一种自体血浆制剂，其含有的高于基线浓度水平的血小板是经离心血液产生。血小板源于巨核细胞的无核、盘状和细胞质碎片，具有止血功能。血管内皮损伤会引发血小板活化，导致血小板黏附和聚集。活化后，启动信号通路，随后 α 颗粒分泌，并释放大量生长因子和介质。

富血小板血浆的临床应用依赖于这些生长因子和介质所具有的再生特性。生长因子可以释放血小板衍生生长因子（platelet-derived growth factor，PDGF）、转化生长因子（transforming growth factor，TGF）、胰岛素样生长因子1（insulin-like growth factor-1，IGF-1）、表皮生长因子（epidermal growth factor，EGF）、血管内皮生长因子（vascular endothelial growth factor，VEGF）和成纤维细胞生长因子B（fibroblast growth factor-B，FGF-B）。细胞因子可以释放促炎因子和抗炎因子。

将全血离心分离成三层以制备富血小板血浆：红细胞、贫血小板血浆（platelet poor plasma，PPP）和"血沉棕黄层"。然后通过各种方法分离血小板并准备注射到患者体内。富血小板血浆制剂可分为富白细胞富血小板血浆（LR-PRP）和贫白细胞富血小板血浆（LP-PRP）两种，其中性粒细胞浓度分别高于基线值和低于基线值。富白细胞富血小板血浆的中性粒细胞水平升高与促炎作用和分解代谢细胞因子有关，包括白细胞介素1β和肿瘤坏死因子α。

富血小板血浆是最常见的也是最容易获得的再生医学资源之一。尽管富血小板血浆从总体上被视为肌肉骨骼医学中一种很有前景的疗法，但其疗效的证据却因富血小板血浆的成分和应用而有所不同。

（二）干细胞疗法

干细胞来源于不同的组织，有分化成不同类型细胞的潜能。这些细胞的应用被称为干细胞疗法，具体使用的细胞包括非胚胎体细胞或成年细胞，亦称为间充质干细胞（mesenchymal stem cell，MSC），以及造血干细胞（hematopoietic stem

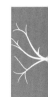

cell，HSC）。间充质细胞有能力生成成骨细胞、骨细胞、软骨细胞、脂肪细胞、肌细胞和基质细胞。临床上，间充质干细胞最常见的来源是脂肪组织。造血干细胞有能力生成血细胞，包括红细胞、B淋巴细胞和T淋巴细胞、自然杀伤细胞、中性粒细胞、嗜碱性粒细胞、嗜酸性粒细胞、单核细胞和巨噬细胞，其最常见的来源是骨髓。

三、再生疗法治疗神经性疼痛的机制

神经性疼痛是指由躯体的感觉神经系统受到压迫、外伤、感染或代谢异常等形式的损伤而引起的锐性灼痛感。

具体而言，神经性疼痛的病理生理学源于分子和细胞水平的变化，涉及趋化因子及其受体对神经元电活动的调节，导致神经递质释放增加和疼痛通路的激活。

再生医学在神经性疼痛治疗中的作用依赖于血小板和干细胞所拥有的促进伤口愈合和重建正常神经功能的能力。再生疗法治疗神经性疼痛的一个理论上的作用机制是轴突再生和由生长因子、胰岛素样生长因子1和血管内皮生长因子介导的组织再支配。具体而言，血管内皮生长因子可以促进雪旺氏细胞增殖，从而促进轴突生长和血管生成，并增强血管通透性。

据报道，间充质干细胞可以通过释放细胞因子并分化为具有分泌能力的雪旺氏细胞来发挥抗炎和促进神经愈合与再生作用。雪旺氏细胞可以分泌生长因子、神经生长因子（nerve growth factor，NGF）和脑源性神经营养因子（brain-derived neurotrophic factor，BDNF）。总之，这些因素能够降低兴奋性神经的活动水平，从而对神经性疼痛产生疗效。

四、在三叉神经疾病中的应用

在过去二十年中，富血小板血浆和干细胞疗法的应用已扩展到涵盖各种肌肉骨骼和疼痛症状的治疗领域，其中包括神经性疼痛、椎间盘源性疼痛、骨关节炎和肌肉骨骼疾病。总体而言，利用再生疗法治疗神经性疼痛已经引起人们的日益关注，本章将对此予以重点阐述。

神经性疼痛是最难治疗的疼痛病症之一，约累及人口的6%，非处方止痛药和阿片类药物治疗效果不佳。目前的一线治疗包括5-羟色胺和去甲肾上腺素再摄取抑制剂（serotonin and norepinephrine reutake inhibitors，SNRI）、三环类抗抑郁药（tricyclic antidepressant，TCA）和作用于钙通道的抗惊厥药。

神经性疼痛的常见原因包括三叉神经分布范围内的疼痛。这些病症包括三叉神经痛、继发性三叉神经痛、特发性三叉神经痛、三叉神经病和带状疱疹后神经痛，其中以三叉神经痛最为多见。三叉神经痛是一种疾病过程，最早记录见于16世纪，以偶发性单侧面痛为特征，局限于三叉神经分布区内。疼痛通常被描述为锐痛、灼

痛和刺痛，疼痛部位常见于上颌支或下颌支。

在文献中关于再生疗法治疗三叉神经痛的研究十分有限。在Stamotoski等的一项前瞻性试验研究中，研究者对29例未经明确定义的三叉神经疼痛患者进行了共5次富血小板血浆注射，每次注射间隔7天。在每次注射前及随访的2个月和6个月时通过视觉模拟评分来记录疼痛评分。结果显示，第一次用药之前的平均视觉模拟评分为9.1，该评分呈逐渐下降趋势，在第五次用药之前为0.1，在随访6个月时为0。

Vickers等对10名受试者进行了前瞻性观察研究，受试者接受了脂肪组织提取物间充质干细胞注射，选择的注射点是疼痛中心和三叉神经受累分支邻近的疼痛区。这组患者的三叉神经疼痛来自不同病因。其中，7例患者因拔牙、戴牙冠或种植牙而出现非典型牙痛，2例患者为特发性面部神经病样疼痛，1例患者因特发性三叉自主神经性头痛而出现三叉神经疼痛。注射后6个月对患者进行随访，发现平均疼痛评分从7.5降至4.3，5/9受试者的抗神经性疼痛用药减少。

尽管Stamotoski和Vickers等的研究提示其各自的再生疗法治疗三叉神经疼痛的疗效令人期待，但值得注意的是，这些研究的样本量很小，并且没有对照。所以还需要进一步开展随机对照试验，以评估这些疗法对三叉神经痛的疗效和长期预后。然而，在撰写本章时，在ClinicalTrails.gov数据库中没有发现正在进行的评估再生疗法治疗三叉神经痛的临床试验。

五、再生疗法在其他周围神经疾病中的应用

虽然再生疗法治疗三叉神经疾病方面的研究报道有限，但关于这些疗法在其他周围神经痛中的应用却有多篇前瞻性研究报告。

在Venturi等进行的一项前瞻性观察研究中，再生医学被用于治疗阴部神经痛这种周围神经疾病。共有15例患者接受了经会阴的阴部神经注射，注射剂为自体脂肪提取物间充质干细胞。随访12个月，平均视觉模拟评分从8.1降至3.2。虽然疼痛评分降低显著，但该研究中没有设立对照组，而且还有两例患者因疼痛未改善而被排除。

腕管综合征（carpal tunnel syndrome，CTS）是最常被用来研究再生疗法（特别是利用富血小板血浆）在周围神经疾病方面应用的症状之一。有两项研究专门对轻至中度特发性腕管综合征患者进行了富血小板血浆组与对照组的比较。在Guven等的第一项前瞻对照观察性研究中，他们共评价了30例患者，在随访4周时，富血小板血浆注射组和对照组的波士顿腕管问卷（Bostoncarpal tunnel questionnaire，BCTQ）评分和正中神经（median nerve，MN）的横截面积（cross sectional area，CSA）均有改善，然而电诊断测试（electrodiagnostic test，EDX）却显示只有富血小板血浆组的正中神经的运动末端潜伏期和感觉神经传导时间两个参数有明显改善。同样，在Malahias等进行的一项包括50例患者的前瞻随机安慰剂对照试验中，

研究者将手臂、肩部和手部的快速残疾问卷（Q-DASH）作为主要终点测量指标，结果显示富血小板血浆组与对照组之间差异有统计学意义（成功率分别为76.9%和33.3%）。

早期对轻度腕管综合征的治疗方法主要是应用静态腕夹板，以便缓解正中神经在腕管内的压力。有两项研究对使用富血小板血浆或夜间腕夹板治疗轻、中度腕管综合征的疗效进行了比较性评估。在Wu等进行的一项随机单盲对照试验中，研究者对60名受试者在治疗后的第1、第3和第6个月时的疗效进行评估，结果发现在注射后6个月，与仅使用夜间腕夹板的患者相比，接受富血小板血浆治疗组的视觉模拟评分、BCTQ评分和正中神经横截面积明显降低。相比之下，Raeissadat等的研究却发现，在随访10个月时，无论是否使用夜间腕夹板，单次注射PRP都不会显著改善疗效。

考虑到对夜间腕夹板固定反应较差的腕管综合征患者进行皮质类固醇注射是一种最常见治疗方法，Senna和Uzun等针对富血小板血浆与皮质类固醇注射对腕管综合征治疗的有效性进行了比较。在他们的一项针对96名患有轻度至中度腕管综合征受试者的前瞻性随机研究中，作者发现富血小板血浆和皮质类固醇注射组的VAS、BCTQ、EDX参数和正中神经横截面积均有明显改善，然而，在3个月随访时，富血小板血浆注射组在正中神经传导速度、感觉潜伏期和神经传导方面均优于对照组。与之形成对照，Uzun等对40名受试者进行的一项准试验研究则显示富血小板血浆组和皮质类固醇组在神经传导方面没有显著差异。

增生疗法，即向组织结构内进行反复注射以诱发炎症反应来促进愈合与结构的强化，常被用于治疗多种疼痛综合征。Shen等对使用富血小板血浆和使用葡萄糖增生注射治疗中度腕管综合征的疗效进行了比较性研究。结果显示，富血小板血浆组在治疗后3个月时的BCTQ评分、在6个月时的运动末端潜伏期及在3个月和6个月时的横截面积均显著降低。

体外冲击波疗法（extracorporeal shock wave therapy，ECSWT）是一种无创的治疗方法，即将冲击波传送至受伤组织以促进愈合和减轻疼痛。医师通常使用该疗法治疗各种肌肉骨骼和周围神经疾病，其中包括但不限于腕管综合征、跟腱炎和足底筋膜炎。为了评估体外冲击波疗法的应用效果，Chang等通过随机双盲安慰剂对照试验对富血小板血浆注射和与放射状体外冲击波疗法联合使用的疗效进行了比较研究。结果提示，联合应用组与单纯富血小板血浆治疗组相比未显示出具有统计学意义的更优结果。尽管一些周围神经疾病患者在使用体外冲击波疗法时疼痛和功能方面有所改善，但富血小板血浆的单独使用对治疗腕管综合征似乎更有效。

从本章讨论过的研究报道（表14.1）可以看出，包括干细胞和富血小板血浆在内的再生疗法是治疗神经性疼痛的新兴模式。然而，这些方法在治疗三叉神经疼痛方面发挥作用的证据尚十分有限，提示目前仍然需要进一步研究，特别是针对再生

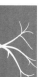

表14.1　再生医学治疗周围神经疾病的临床研究

作者（出版年份）	研究课题	使用的再生疗法	疾病	研究设计	受试者人数	治疗模式	疗效评价	随访时间	结果	评论
Stamatoski等（2017）	新的神经周围途径应用PRP治疗三叉神经痛特发性:6个月随访的初步研究	PRP	三叉神经痛	前瞻性观察研究	29	注射5次PRP,每次间隔7天	VAS	每次注射PRP前,2个月和6个月	VAS评估显示疼痛明显减轻,由第1次注射前的平均9.1;第2次注射前的7.6;第3次注射前的3.0;第4次注射前的0.6;第5次注射前的0.1,至第三个月检查时的0,以及第6个月检查时的0	仅发表了摘要的非随机非对照的初步研究
Vickers等（2014）	干细胞治疗人类神经性疼痛的初步报告	脂肪组织提取物MSC	三叉神经痛	前瞻性观察研究	10	注射脂肪组织提取物MSC	通过NRS和神经性疼痛药物的每日剂量需求测量疼痛强度	6个月	治疗后6个月,平均疼痛评分从7.5降至4.3。	小型非对照研究
Venturi等（2015）	阴部神经痛:治疗的一个新选择?可行性和有效性的初步结果	脂肪组织提取物MSC	阴部神经痛	前瞻性观察研究	15	经会阴注射脂肪组织提取物MSCs	临床检查、PNMTL、SF-36和VAS	7天到12个月	12个月时VAS评分明显改善（3.2 vs.8.1）	无对照组,3例患者未随访,2例患者因疼痛未改善而被排除在外
Guven等（2019）	PRP治疗CTS的短期疗效对照研究	PRP	轻度至中度特发性CTS	前瞻性观察研究	30	单次1cc神经周围PRP注射与对照	BCTQ、MN的CSA、EDX	4周	两组的BCTQ得分均有改善;PRP组的运动末端潜伏期（毫秒）和感觉神经传导速度（m/s）两组的显著改善,CSA显著改善	非随机化与非盲法

续表

作者（出版年份）	研究课题	使用的再生疗法	疾病	研究设计	受试者人数	治疗模式	疗效评价	随访时间	结果	评论
Malahias 等 (2018)	超声引导下注射 PRP 治疗 CTS：安慰剂对照临床研究	PRP	轻至中度 CTS	前瞻性随机试验	50	超声引导下腕管内注射 PRP 与安慰剂（0.9%NS）	Q-DASH, VAS	0、4 和 12 周	PRP 注射组成功率为 76.9%，而安慰剂组成功率为 33.3%，明显低于 PRP 组	注射前获得的 Q-DASH 减去 12 周随访时获得的最终 Q-DASH。成功被定义为 Q-DASH 差超过 25%
Wu 等 (2017)	PRP 治疗 CTS 的 6 个月疗效：前瞻性单盲随机对照试验	PRP	单侧轻度至中度 CTS	随机单盲对照试验	60	单剂量 3mL PRP 与夜间夹板固定	BCTQ, MN 的 CSA, EDX, 手指捏力, VAS	1、3、6 个月	治疗后 6 个月，与对照组相比，PRP 组 VAS、BCTQ 评分和 MN 的 CSA 均明显下降	
Raeissadat 等 (2018)	PRP 治疗 CTS 的安全性和有效性：随机对照试验	PRP	轻度至中度特发性 CTS	随机对照试验	41	夹板固定与 PRP 注射 vs. 单纯夹板固定	BCTQ, EDX, VAS	10 周	随访 10 个月时，单次注射 PRP 不会显著增加腕夹板保守治疗的疗效	
Senna 等 (2019)	PRP 治疗特发性 CTS	PRP	轻度至中度发性 CTS	前瞻性，随机观察研究	98	PRP 注射 vs. 皮质类固醇注射	BCTQ, MN 的 CSA, EDX, VAS	1 个月和 3 个月	两组患者的 VAS、BCTQ、EDX 参数和 MN 的 CSA 均有显著改善；然而，PRP 注射在改善 MN 运动传导速度和传导潜伏期方面优于类固醇注射，尤其是在 3 个月时	与类似研究相比，样本量中等，随访时间短

作者（出版年份）	研究课题	使用的再生疗法	疾病	研究设计	受试者人数	治疗模式	疗效评价	随访时间	结果	评论
Uzun等（2016）	PRP vs. 皮质类固醇注射治疗CTS	PRP	轻度CTS	前瞻性验证研究	40	PRP注射 vs. 皮质类固醇注射	BCTQ, EDX	3个月和6个月	NCS组间无显著差异；3个月时BCTQ显示严重程度和功能能力评分均明显优于皮质类固醇组；然而，6个月时无显著差异	小型非随机单盲研究存在潜在偏倚
Shen等（2019）	比较神经周围PRP与中度葡萄糖治疗CTS：前瞻性随机、单盲、头对头对比试验	PRP	单侧、中度CTS	前瞻性、随机、单盲研究	52	单次神经周围PRP或D5W注射	BCTQ, MN的CSA, EDX	注射后1、3和6个月	PRP组在3个月时BCTQ显著降低，在6个月时运动末端潜伏期显著降低。在3个月和6个月时CSA显著降低。单次神经周围注射PRP在3个月和6个月时比注射D5W更有效地降低MN的CSA	可能存在由单盲和逐一审计产生的偏倚
Chang等（2019）	PRP和辐射状体外冲击波联用与单独用PRP治疗中度CTS的疗效比较	PRP	中度CTS	随机、双盲、安慰剂对照试验	40	PRP注射与放射状ECSWT联用 vs. 单纯PRP注射	BCTQ, MN的CSA, EDX	注射PRP后1个月、3个月和6个月	除1个月时的BCTQ和3个月时的运动末端潜伏期外，PRP+ECSWT组没有表现出具有统计学意义的更优性	无对照组

注：BCTQ，波士顿腕管问卷；CSA，横截面积；CTS，腕管综合征；D5W，5%葡萄糖水溶液；ECSWT，体外冲击波疗法；EDX，电诊断测试；MN，正中神经；MSCs，间充质干细胞；NRS，数字评分量表；NS，生理盐水；PNMTL，阴部运动神经末梢潜伏期；PRP，富血小板血浆；Q-DASH，手臂、肩膀和手的快速残疾问卷；SF-36，简明健康调查问卷；VAS，视觉模拟评分量表。

疗法对前文所讨论的各种三叉神经疾病的疗效方面。

　　总之，尽管目前支持利用再生医学治疗三叉神经痛的文献还十分匮乏，但人们对其在此类神经性病症中的应用的兴趣却日渐浓厚。使用富血小板血浆和干细胞疗法可能对这些疾病治疗均有益，然而，在将此类治疗模式纳入标准临床常规手段之前，还需要进行更加深入的前瞻性、随机、对照研究。当其疗效得到充分确定后，再生医学有望成为药物治疗、消融技术和外科减压的替代疗法。

参考文献

扫码观看

第十五章

三叉神经的神经调控

Lynn Kohan, Janki Patel, Alaa Abd-Elsayed and Matthew Riley

一、简介

国际神经调控学会将神经调控定义为通过将电或药物输送手段直接作用于神经从而改变神经活动的技术。神经调控起源于Malzeck于1965年提出的"闸门"控制学说。该理论认为当脊髓背角内传递痛觉的细纤维的信号压制传递非痛觉的粗大纤维的信号时，痛觉信号被传递到大脑并在此得以识别。换而言之，激活非疼痛感觉纤维信号传递可以关闭疼痛传入的"闸门"。一个典型的案例就是按摩或摩擦受累处时会使疼痛得到缓解。

神经调控在三叉神经疼痛治疗中的应用可宽泛地分为两大类：颅内治疗和颅外治疗。颅内治疗包括深脑电刺激（deep brain stimulation，DBS）、运动皮层电刺激（motor cortex stimulation，MCS）和三叉神经节电刺激。深脑电刺激已经被广泛地用于治疗帕金森病和特发性震颤。同时，人们还发现深脑电刺激可以有效治疗三叉自主神经性头痛，如丛集性头痛，并进一步推测其治疗其他三叉神经病变所导致疼痛的可能性。运动皮质电刺激可用于治疗丘脑性疼痛和非典型面痛综合征。主要手术过程既是通过小颅骨钻孔将电极置于运动皮质表面的硬膜外腔。刺激对侧运动皮层可引起皮质-皮质反馈以抑制感受皮层伤害神经元活动。运动皮层刺激的潜在风险包括导线相关的感染、硬膜外血肿或癫痫。与颅外技术相比，颅内技术可在更大区域内调控更多的神经信号，但伴有更高手术风险，可能发生严重并发症，如癫痫、颅内出血和颅内感染。

颅外刺激方法包括脊髓电刺激（spinal cord stimulation，SCS）、周围神经电刺激（peripheral nerve stimulation，PNS）、皮下周围神经电场刺激和经皮神经电刺激（transcutaneous electrical nerve stimulation，TENS）。背柱电刺激，现称为脊髓电刺激，以脑干和高颈段脊髓的几个不同区域为靶点，在三叉神经疼痛治疗方面已经初显不俗表现。髓颈交界区是治疗一般性头痛和面痛综合征的常用刺激靶点。而三叉神经痛的一个更具体的靶点是其进入尾侧背核的走行途径。刺激接受颈髓三叉神经尾侧核团投射的三叉神经颈髓复合体中的二级神经元，对三叉神经和枕神经具有潜在的神经调控作用。在进行周围神经刺激中，通常需要将电极放置在神经附近或神经支配区内。三叉神经的分支，包括 V_1、V_2 和 V_3 是周围神经电刺激的常见靶点。事实上，神经的更远端部分，如眶上神经、眶下神经和耳颞神经也同样可以成为有效的靶点。经皮电神经刺激技术是指将配有保护垫的电极置于疼痛区域的皮肤表面，该方法在上述所有技术中不良影响最少，可能的不良反应包括皮肤对电极垫的敏感性反应及刺激可能导致的局部的感觉异常现象。与颅内治疗方式相比，颅外方式的治疗范围通常较小，但其不良反应或并发症可能更轻微。

二、患者选择

神经调控有多种方法，然而每种方法都有其自身的风险性、创伤性和潜在的发生并发症的可能。虽然不同的方法在患者选择方面标准有所不同，但医师在确立神经调控治疗的适用性之前，必须对其总体标准有所了解。除了少数经皮刺激方法以外，多数神经调控治疗都需要电极植入。植入标准包括：①患者经一线治疗无效；②可以安全进行手术；③患者符合外科手术指征；④预刺激试验成功；⑤患者能够理解手术的风险与预期效果；⑥心理评估后认为患者合适手术。其他可能妨碍神经调控装置植入的因素还包括长期抗凝、装置的MRI兼容性、体内有植入式起搏器、药物成瘾史等并发症、医疗依从性差、未完结的医疗法律诉讼及医疗支持系统不充分。当考虑颅内技术时，存在癫痫病史和无法充分表达疼痛性质患者应被视为相对禁忌证。尽管许多神经调控技术已经展示出令人瞩目的效果，但该技术仍处于研究阶段，电极和刺激器等硬件经常被超说明书范围使用。在目前阶段，选择接受神经调控的患者很可能属于调查研究的一部分。

三、技术方面

（一）深脑电刺激

深脑电刺激治疗头痛类疾病一直是一个主要的研究方向，治疗的病种包括偏头痛和三叉自主神经性头痛，如丛集性头痛和SUNCT/SUNA。刺激靶点包括腹侧被盖区、丘脑底核和下丘脑后部。数据表明，深部脑刺激可以减少疼痛发作次数，但在减轻急性疼痛或消除急性发作方面效果甚微。值得注意的是，治疗并非立即显效，治疗的阳性效果发生于刺激开始后的数月之后，而且这种治疗效果可能延长到刺激结束之后，有时甚至可以延续至刺激结束几年之后。

并发症包括脑内出血和癫痫发作。其他并发症包括电极移位、感染、脑室内出血、食欲和口渴改变、头晕、晕厥、复视、阵发性打喷嚏，甚至死亡。与其他需要将导线经皮下隧道连接刺激器的植入装置一样，深脑电刺激并发症还包括电极失效或断裂、电极或刺激器植入部位感染及刺激器失效。

（二）高颈段脊髓电刺激

有证据表明，高颈段脊神经分支可通过与三叉神经颈髓复合体沟通来调节三叉神经尾核的活动。利用这一通路，就可以通过对枕神经的神经调控来治疗面部疼痛。三叉神经颈髓复合体的图示见图15.1（文后彩图15.1）。以此为依据，对$C_{1\sim3}$段脊髓背柱的神经调控理论上可能对三叉神经疾病的治疗发挥作用。

到目前为止的大部分可用数据均来自高颈段脊髓电刺激器治疗偏头痛、丛集性头痛和SUNCT/SUNA的小型研究。结果显示，有40%～70%接受植入装置的患者疼痛减轻50%以上，约有50%的患者头痛天数减少。Papa等在另一项小型研究中报道治疗茎突综合征取得卓越效果。目前，有关高颈段脊髓电刺激治疗其他三叉神经疼痛性疾病的有效性和安全性方面的资料仍然十分匮乏。尽管理论研究及在HA和三叉自主神经性头痛治疗方面的阳性数据均令人期待，但还需要进一步研究。

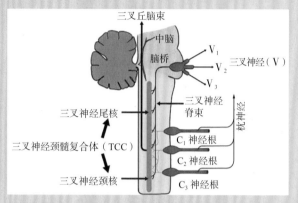

图15.1　三叉神经和颈髓神经之间连接示意

（Reprinted with permission from：Antony A，Mazzola A，Dhaliwal G，Hunter C.Neurostimulation for the treatment of chronic head and facial pain：A literature review.Pain Physician 2019；22：447-477.）

　　植入技术与在其他部位放置脊髓电刺激器基本类似，但可能因医师和可用硬件而异。首先将一根硬膜外穿刺针植入硬膜外腔，再通过穿刺针将电极植入硬膜外腔，并沿脊髓背柱放至高颈段水平，图15.2。在一项研究中，研究者采用C₁后弓椎板切除术植入板状电极。在单侧电极放置的研究中，报道了疼痛部位向非刺激侧转移的事件发生。报告的不良事件包括电极移位、电极失联及电极相关感染。脊髓电刺激的其他不良反应还包括感觉异常、脊髓损伤、出血、麻痹甚至死亡。

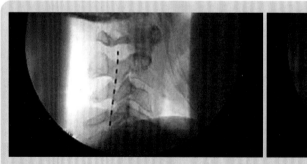
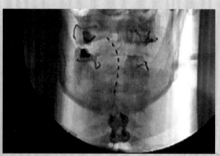

图15.2　高颈段脊髓电刺激器透视图

（Reprinted with permission from：Antony A，Mazzola A，Dhaliwal G，Hunter C. Neurostimulation for the treatment of chronic head and facial pain：A literature review. Pain Physician 2019；22：447-477.）

（三）三叉神经节刺激

　　在治疗三叉神经痛和三叉神经病理性疼痛，如痛性感觉缺失、带状疱疹后神经痛和持续性特发性面部疼痛的过程中，人们对三叉神经节，又称半月神经节，进行了广泛研究。因为它包含全部3个三叉神经的主要分支，所以，三叉神经节是神经调控的一个独特的靶点。在理论上，该神经节的神经调控可以在任何需要的面部区域产生治疗效果，而且与其他颅内手术相比，还可能减少严重术后不良事件及风险的发生，如脑实质内出血、硬膜外出血和癫痫发作等。

三叉神经节电刺激是通过将电极经卵圆孔放入Meckel腔来完成。一般采用Hartel前方入路，即将穿刺针从口角外侧插入直至卵圆孔。术中可使用透视或CT影像来辅助引导。将电极穿过卵圆孔植入Meckel腔后，再通过皮下隧道与刺激器连接。透视图显示三叉神经节电极放置（图15.3）。

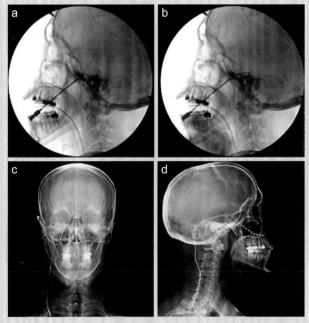

a.术中颅内引线放置透视图像，穿刺针已经插入卵圆孔；b.管芯已经撤出，电极植入Meckel腔；c、d.正位和侧位图显示眶下神经和三叉神经节刺激的电极位置。

图15.3　影像学显示经皮三叉神经刺激器的放置。

（Reprinted with permissionfrom：McMahon T，Torah M，Betley N，et al.Percutaneous trigeminal nerve stimulation forpersistent idiopathic facial nerve pain：A case series. World Neurosurgery 2019；126：e1379-e1386.）

在Machado等的研究显示，由10例三叉神经病理性疼痛患者组成的小型病例分析中，8/10的患者对刺激试验反应良好。然而，在随访到12个月时，研究中仅存的5例患者中只有3例报告疼痛缓解程度超过50%，电极移位导致疗效丧失是其主要并发症。在Waidhauser和Steude的一项大型研究中，有149例三叉神经病理性疼痛患者接受了试验性刺激，并有81例随后接受了永久性植入。据作者报告，超过80%的植入患者得到长期疼痛缓解。此外，就该方法在治疗持续特发性面痛和顽固性三叉神经痛方面亦有小型研究报道。

虽然理论上可以认为其风险低于运动皮层或深脑电刺激，但目前还没有关于这些技术的不良事件发生率的比较性研究报告。根据现有报告，三叉神经节电刺激的不良事件与其他技术常见的不良事件相同，如电极移位需要修正、电极穿破周围结构、沿引线或刺激器植入部位感染及刺激器故障。除此之外，位于颅内硬膜外腔的刺激电极还会给三叉神经节电刺激带来一些其他风险。例如，一项研究报告了1例患者的切口部位发生脑脊液外漏，无须干预自行痊愈。总体而言，与针对其他部位更有创伤性的干预措施相比，三叉神经节可能是神经调控的一个理想靶点，风险相对较低，但是，在确定其在治疗三叉神经疾病的安全性和有效性方面还需要更多的研究和数据支持。

（四）蝶腭神经节刺激

由于蝶腭神经节（sphenopalatine ganglion，SPG）位于颅外翼腭窝内，使其成为神经调控的一个可能的靶点。蝶腭神经节刺激治疗持续性特发性面部疼痛的一些小型病例分析的结果非常令人期待，在24个月的随访中大部分植入患者疼痛得到缓解。关于蝶腭神经节刺激的最大规模和最高水平的证据来自治疗丛集性头痛的调查评估。Pathway CH1试验是一项假手术随机对照试验，结果显示蝶腭神经节刺激可以缓解丛集性头痛的急性发作，降低其发作频率，而且疗效可持续整个24个月的随访期。Pathway CH2试验是一项多中心双盲随机对照试验，对初步结果的随访研究显示，蝶腭神经节刺激在治疗急性发作方面疗效优于假手术对照组。在Schytz等进行的一项双盲交叉试验中，研究者对刺激的效用及80～120 Hz高频与5 Hz低频的疗效差异进行了研究。结果显示高频刺激对中止急性发作有积极作用，而低频刺激可能增加发作频率。他们确信发作增加与低频刺激对副交感神经输出的作用有关。高频蝶腭神经节刺激治疗顽固性丛集性头痛已被纳入欧洲专家共识。

一种蝶腭神经节微刺激装置已经在欧洲被批准用于治疗丛集性头痛和偏头痛。这些不含有电源的设备不需要植入体内，而是要固定在脸颊部由遥控器控制并给予感应供电。图15.4显示蝶腭微刺激器的放置。Pathway R-1试验作为蝶腭神经节微刺激装置上市后的研究项目，其主要目的就是对产品的安全性和有效性进行评估。在该试验中，Barloese等报告在他们的85例接受治疗并随访12个月的患者中，发现约32%的患者能够使用该设备治疗急性疼痛发作，另有55%的慢性头痛患者治疗后头痛频率降低。研究还发现，有67%因急性发作而服用流产药物的患者能够减少约50%的药量。70%的慢性头痛患者能够减少甚至停用预防性药物。研究中半数以上患者还报告了在头痛所产生冲击性和生活质量方面的改善。

（五）三叉神经电刺激

三叉神经的多个分支、颅外神经节和颅内神经节都可用作刺激靶点。以眶下、眶上、上颌、下颌和耳颞等分支为靶点的神经调控治疗均已展示出不俗的疗效。在过去二十年中进行的多个小型病例分析也进一步证明了以三叉神经分支为靶点的神经调控的充分疗效。大多数小型研究是针对特定三叉神经分支的神经调控对多种混杂疾病的作用，这些疾病主要包括痛性感觉缺失、带状疱疹后神经痛、持续性特发性面部疼痛（persistent idiopathic facial pain，PIFP）、非典型面部疼痛和顽固性三叉神经痛。研究的样本为3～30例患者，单一研究内和各研究之间病种不一。每项研究都进行了神经刺激试验，一般持续约1周时间，通常将疼痛减轻＞50%定义为试验成功，实验成功率发生于70%～80%的受试患者。

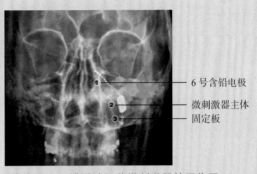

　　　　　　　　　　　　　　　　　　　　1 —— 6号含铅电极
　　　　　　　　　　　　　　　　　　　　2 —— 微刺激器主体
　　　　　　　　　　　　　　　　　　　　3 —— 固定板

图15.4　X线片显示了蝶腭神经节微刺激器放置位置

（Reprinted with permission from：Antony A，Mazzola A，Dhaliwal G，Hunter C.Neurostimulation for the treatment of chronic head and facial pain：A literature review.Pain Physician 2019；22：447-477.）

　　每项研究中使用的技术都略有不同，主要是根据疼痛发生的具体部位，直接或间接使用硬膜外穿刺针将多导电极经皮下隧道放置在相应的眶上和（或）眶下神经。隧道由耳前近发际线处颞部切口穿入。通常需要术中透视监控以确认电极位置，然后再将连线经耳后与埋置于锁骨下或腋窝皮下的刺激器连接。图15.3c显示周围神经刺激电极在眶下神经的位置。

　　研究的主要终点指标是报告的疼痛评分的减少。在大型研究中，永久性植入患者的有效反应率为70%～80%，其疼痛缓解程度能够达到50%或以上。而在一项包含3例患者的研究中仅有1例患者对治疗有反应。患者随访时间范围为几个月至4年，有早期疗效患者可保持持续疗效。但研究人员并没有发现随着刺激时间的延长而出现刺激反应的增强。他们发现，许多患者能够减少处方止痛药用量，一些患者能够停用所有药物。

　　在这些试验中，30%～40%的永久植入患者发生并发症，比较常见的是皮肤糜烂、手术部位感染需要拔除电极和刺激器、电极移位需要重新放置、皮下积液、电极表面皮肤感觉异常、电极和电池故障。尽管人们尝试在电极植入处加以固定，但电极移位仍是最常见的并发症之一，导致的直接后果就是疗效丧失和电极的重新放置。这些并发症并非为三叉神经分支神经调控所特有，在目前的技术水平下，几乎使用所有神经调控植入装置都可能发生。随着电极和刺激器技术的不断进步，电极故障和移位等并发症有望减少。

通过对三叉神经分支的神经调控来治疗三叉神经分布区内其他痛性疾病，如偏头痛和三叉自主神经性头痛，也一直处于研究之中。Schoenen等以眶上神经和滑车上神经为靶点，对59例患者进行了随机假手术对照试验。在3个月的随访中，与假手术对照组相比，治疗组每月偏头痛发作天数明显减少。一个小型病例研究显示三叉神经分支神经刺激可能是三叉自主神经性头痛的一种有效的治疗方法。

（六）枕神经刺激

枕神经是C_2和C_3神经根的分支。如前文在高颈段脊髓电刺激章节中所述，C_2和C_3神经分支可以通过三叉神经颈髓复合体与三叉神经尾侧核连接。由于这一通路的存在，就可以考虑通过对枕神经的神经调控来治疗面部疼痛。到目前为止，枕神经刺激主要被研究用于治疗头痛类疾病，如偏头痛和三叉自主神经性头痛。

自2000年代中期以来，已经有一定数量小型研究报告了枕神经调控治疗三叉自主神经性头痛的良好疗效，其中最常见的疾病是丛集性头痛，同时还包括SUNCT/SUNA、连续性偏头痛和阵发性偏头痛。一般来说，约2/3接受永久植入刺激器患者的疼痛严重程度或每月发作次数会明显降低。值得注意的是，许多研究表明，全面的治疗效果可能需要数月的刺激才能实现。另一个有趣的发现是使用单侧刺激时症状会发生解剖学侧别转换。报告的不良反应与其他的设备植入手术相似，其中最常见的是手术区域疼痛、电极扭结引起的电击样感觉，以及因电极移位或刺激器故障导致的重复手术。图15.5显示枕神经电极位置。

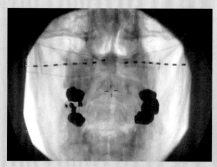

图15.5　枕神经刺激器的透视图像

（Reprinted with permission from：Antony A，Mazzola A，Dhaliwal G，Hunter C.Neurostimulation for the treatment of chronic head and facial pain：A literature review.Pain Physician 2019；22：447-477.）

目前，共有两个大型的多中心随机对照试验针对枕神经刺激治疗偏头痛的疗效进行研究。由美敦力公司赞助的ONTIM试验为单盲试验，对可调节刺激、预设刺激和药物治疗进行了比较性研究。在随访3个月时，可调节刺激组中有39%的患者报告头痛天数减少或VAS疼痛评分减少3分以上。在该研究中有24%的植入患者发生电极移位。与此同时，在圣犹达医疗公司赞助的另一项针对慢性偏头痛的大型多中心双盲随机对照试验研究中，当随访到3个月时，治疗组有30%的患者每日VAS疼痛评分降低。随访一年的结果显示患者头痛天数减少和头痛残疾指数下降。该试验也同样报道了高达70%的术后不良事件发生率，其中40%需要手术干预。尚需要更多的研究、调查和设备开发来降低电极移位，这是最常见的，也是最常导致手术翻修的不良事件。

现有资料已经可以证实枕神经刺激在治疗偏头痛和三叉自主神经性头痛方面的卓越疗效。由于高段颈髓交通的存在，枕神经有望成为治疗三叉神经相关疾病的一个重要靶点，但关于其实际效用尚需要进一步研究确定。

（七）迷走神经刺激

迷走神经刺激在治疗癫痫和抑郁症方面已经得到充分的研究。在治疗抑郁症的过程中研究人员发现，同时伴有头痛障碍的患者在接受迷走神经刺激时其头痛症状也有所改善。小样本量的病例分析和回顾性研究显示，约50%植入迷走神经刺激器的患者的偏头痛或丛集性头痛症状有所改善。

采用经皮电刺激模式的无创性迷走神经刺激（non-invasive vagal nerve stimulation，nVNS）技术是偏头痛和三叉自主神经性头痛的另一种可能的治疗方法。在一项治疗偏头痛的随机对照试验研究中，研究者发现最初2个月的治疗没有产生任何效果，但当试验延长到8个月时，约50%的患者报告头痛天数减少。也有学者对经皮迷走神经刺激（transcutaneous vagal nerve stimulation，tVNS）治疗丛集性头痛进行了研究。此外，小型病例分析还显示，tVNS可能对其他三叉自主神经性头痛治疗有效，如阵发性偏头痛和持续性偏头痛。这项技术显著降低了治疗的风险，但仍有不良反应的报告，如与导电胶相关的皮肤刺激。PREVA、接纳与承诺疗法1和接纳与承诺疗法2均为评估tVNS治疗丛集性头痛的随机对照试验。PREVA试验表明，每天执行nVNS试验方案两次可以降低丛集性头痛发作频率。接纳与承诺疗法1试验发现nVNS治疗急性丛集性头痛发作有效，但仅适用于周期性发作的丛集性头痛患者。接纳与承诺疗法2试验进一步验证了接纳与承诺疗法1的研究结果，即nVNS可能是一种对周期性发作的丛集性头痛患者的急性头痛发作治疗有效的方法，而对于被归类为慢性丛集性头痛的患者并不适用。

（八）周围神经电刺激

周围神经电刺激是指在周围神经支配区域内放置刺激电极。该方法的一个潜在优点就是电极不需要直接靠近目标神经，而是被放置在患者确定的疼痛区域。

通常通过颞区小切口经穿刺针植入电极。有些研究者选择将电极放置在解剖标志附近，而其他的研究者则尝试使电极尽可能接触到已确定的疼痛区域。还有一个可能的位置是将刺激电极放置在患者识别的痛觉过敏区内，痛觉超敏区之外。使用解剖标志者经常需要术中透视，而其他研究者只进行术后X线检查。虽然不同研究采用的技术不同，但报告的结果都非常相似。因为数据量很少或缺乏直接比较，到目前为止，任何技术都未能显示出明显优势。电极深度是电极放置时一个值得注意的关键问题。来自周围神经电场刺激治疗腰痛的数据提示A-β和A-δ纤维刺激的最佳深度约为1 cm。面部皮肤厚度明显薄于下背部，可能无法达到1 cm深度。所以，在最佳电极位置方面仍需要更多数据指导。

几项小型研究对周围神经电场刺激治疗复发性典型三叉神经痛、典型三叉神经痛、多发性硬化和辐射引起的三叉神经病、带状疱疹后神经痛、持续性特发性面痛、偏头痛和枕神经痛进行了研究，结果显示，60%~80%周围神经电场刺激植入患者报告疼痛减轻50%以上。报告的并发症主要包括电极脱位和移位、电极相关感染及刺激器故障或脱位。

四、讨论

到目前为止，已经发现并测试过多个可治疗头面部痛性疾病的神经调控靶点。虽然所有研究都显示出令人期待的疗效，但关于疗效和安全性的总体数据依然很少。可用的最高水平的数据来自研究偏头痛和丛集性头痛的随机对照试验。关于神经调控技术治疗其他类型三叉神经疾病尚无随机对照试验研究，其最好的数据来自前瞻性或回顾性观察研究、病例分析或个例报告。

在神经调控治疗三叉神经疾病的各种技术或靶点之间尚无直接的优劣性测试比较。也没有研究对各种技术的安全性或并发症发生率进行比较。尽管如此，我们仍然可以发现目前的神经调控技术在风险和并发症方面存在的固有差异。在需要颅内手术的深脑电极、硬膜外腔电极、皮下电极与经皮电刺激技术之间，前者的风险更大。神经调控正处于持续发展阶段，装备更先进程序的更小型更微创电极还在不断被研发。技术改良的一个重要焦点应该是保持植入后电极位置。电极移位是针对不同靶点的试验中报告的最常见的不良事件之一。其后果通常会导致疗效丧失，需要额外的外科手术矫正，使患者再次面临手术风险。对应用电流改变神经元活动的理解还将持续深入。随着我们知识的日益丰富，手术技术也必将不断进步。针对既往难以治疗和令人致残的疼痛性疾病，神经调控有望成为一种全新的、不断发展的疗法，但与任何新的治疗方法一样，它仍需要进一步研究和发展。

参考文献

扫码观看

第十六章
输注疗法

Nathan J. Rudin

一、简介

目前，输注疗法已被成功地用于治疗通过其他疗法难以治愈的慢性疼痛，其中包括复杂性局灶性疼痛综合征、慢性顽固性头痛、痛性周围神经病、癌症相关神经病理性疼痛、带状疱疹后神经痛和纤维肌痛。作为一种十分严重而且经常具有挑战性的神经病理性疼痛，三叉神经痛也是输注治疗的一个合理目标。

然而，关于输注疗法治疗三叉神经痛的文献到目前为止依然很少，主要来自个例、小型研究和文献综述报道。所以，目前仍需要大量的研究以确定适当的输注对象、有效的药物种类和剂量及对疗效的可靠预期。在讨论的药物中，只有利多卡因具备充分的证据支持，并因此被纳入本章中给予的特别治疗推荐。对其他候选药物的讨论将比较简要。

二、静脉注射或皮下注射利多卡因

利多卡因是一种神经细胞膜钠通道阻滞剂，可以阻断传入神经元的去极化，导致暂时性局部麻醉，半衰期为120分钟。值得注意的是，静脉注射利多卡因还具有镇痛作用。由于这种止痛作用可能持续几天或数周，对某些患者来说，间歇性输注可能成为一种有效的治疗方法。Werdehausen等证明，利多卡因的代谢产物通过抑制甘氨酸转运体1的活动来抑制甘氨酸从突触中的清除，从而提高甘氨酸（一种主要的抑制性神经递质）在突触中的浓度。这就是我们见到的全身性注射利多卡因后产生长期镇痛效果的作用机制。

证据：在目前所有的针对神经病理性疼痛的输注疗法中，使用利多卡因的评价最高、安全性最好。对照临床试验的Cochrane综述得出的结论认为，全身性使用利多卡因（及其口服类似药物美西律、妥卡尼和氟卡尼）是安全的，其疗效优于安慰剂，与其他镇痛药一样有效，但仍需进行大量的深入研究。

尽管鲜有报道，利多卡因输注已被用于治疗顽固性三叉神经痛。Chaudhry和Friedman报告个例患者接受了持续静脉输注利多卡因，60～120 mg/h，持续72小时，输注后三叉神经痛症状完全缓解。Stavropoulou及其同事对20例三叉神经痛患者进行了一项随机双盲安慰剂对照试验，其中治疗组使用利多卡因5 mg/kg，与5%葡萄糖联用，对照组仅注射5%葡萄糖，1小时完成输注。每例患者接受4次输注，2次治疗，2次对照，顺序随机，间隔2天。结果显示治疗组在输注后疼痛、痛觉超敏和痛觉过敏症状均有显著减轻，疗效可持续至输注后24小时以上。

适应证：其他方法治疗无效的三叉神经痛，包括三叉神经痛急性加重。利多卡因可用于口服药物疗效不充分时或作为口服药物治疗的辅助药物。如果有效，可用作维持治疗，或作为等待减压或其他根治性治疗期间的临时措施。

禁忌证：表16.1列出的禁忌证由Wisconsin大学医院和诊所采集，供开始全身性利多卡因治疗之前参考。因为现有证据质量水平较低，因此给出的推荐也比较保守。

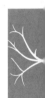

筛选：

- 基线实验室工作。开始初次输注1周内，以下各项测试值应该正常。

  – 钾、镁、血清肌酐、谷丙转氨酶。

- 十二导联心电图。开始初次输注1个月内完成。

静脉输注剂量：

- 试验剂量：5 mg/kg（最大500 mg），60分钟内完成。如果效果欠佳，考虑以更高剂量再次试验（最大7.5 mg/kg）或每周3次输注。

- 维持剂量：3 ~ 7.5 mg/kg（最大750 mg），60分钟内完成。

表16.1　静脉输注利多卡因的禁忌证

绝对禁忌证
· 伴有以下症状的传导阻滞
– 阿－斯综合征
– 沃－帕－怀综合征
– 重度窦房、房室或心室内心脏传导阻滞（如2度），人工起搏器功能正常的患者除外
· 对利多卡因或其他酰胺类局部麻醉剂过敏
· 妊娠
· 年龄＜6个月（肝功能不成熟和游离利多卡因水平升高可能导致相关的毒性风险增加）
相对禁忌证
· 慢性酒精中毒或药物滥用（增加中枢神经系统不良事件的风险，如果益处大于风险，则根据个人情况进行评估）
· 心电图检查结果显示
– PR间期＞200毫秒
– QRS波群＞120毫秒
– 无论QRS波群持续时间如何的双支传导阻滞
· 6个月 ~ 1岁（肝功能不成熟和游离利多卡因水平升高可能导致相关的毒性风险增加）
· 无法自我报告不良事件的患者
· 癫痫病史或有癫痫发作风险
· 高龄或机体功能状态不佳
· 肾功能障碍
· 肝功能障碍
· 药物相互作用
– 诱导CYP1A2（主要代谢酶）或CYP3A4（次要代谢酶）的药物会降低利多卡因浓度，同时增加需要肾脏清除的活性代谢物
– 抑制CYP1A2和CYP3A4的药物（将增加利多卡因浓度）
– 抗心律失常药物（在开始静脉输注利多卡因治疗疼痛之前，请教心脏病学专家评估是否会增加心脏毒性）

皮下注射剂量：当间歇输注利多卡因疗法因为镇痛持续时间短（天或更短）而

不再适用时，可以采用持续皮下注射模式以维持全身性利多卡因的剂量。试验剂量与静脉输注利多卡因相同。通常的维持剂量为0.5～3 mg/（kg·h），依据标准体重进行计算。由于皮下注射导管带来的不适、技术问题及医疗保险公司的承保范围限制，皮下输注利多卡因比间歇输注更不易被患者接受。

风险：利多卡因毒性与血药浓度直接相关。静脉输注上述剂量的利多卡因耐受性良好，根据体重校准剂量可改善耐受性。在69例神经病理性疼痛患者中，以每30分钟500 mg（16.7 mg/min）匀速输注可安全有效，但有88%的患者发生不良反应（主要是头晕），需要降低输注速率和（或）总剂量。对于患有慢性疼痛的儿童和青少年患者，利多卡因21.6 mg/kg持续6小时输注安全、有效且耐受性良好。除针对具有高心律失常风险患者之外，不需要常规心脏监护。输注过程中监测生命体征、意识水平和疼痛分级，可以预防严重的毒不良反应的发生。

- 轻度毒不良反应包括手指、脚趾和口周的麻木和刺痛；视物模糊；耳鸣；金属味；头昏目眩和嗜睡。
  - 处置措施：减慢输注速度，如果症状严重，需暂停输液直到症状消失后再以较慢的速度恢复输注。
- 中度毒不良反应可包括更明显的嗜睡（患者仍可能被唤醒）、严重头晕、震颤、恶心、呕吐、血压和脉搏改变。
  - 处置措施：停止输液。对患者进行监测，直到不良反应消失。提醒医师。
- 重度毒不良反应包括意识丧失或严重嗜睡、精神错乱、肌阵挛、癫痫发作、心脏传导异常。
  - 处置措施：停止输液。使用劳拉西泮控制癫痫发作。静脉补液治疗低血压。症状非常严重时，可使用脂质输注以降低毒性。

三、其他药物

（一）氯胺酮

氯胺酮是N-甲基-D-天冬氨酸（N-methyl-D-aspartate，NMDA）谷氨酸受体的非竞争性拮抗剂，可对上行伤害性信号传递产生影响。NMDA被用作麻醉剂已有几十年历史，在亚麻醉浓度下可以抑制急性伤害性疼痛早已众所周知。与利多卡因一样，NMDA可以缓解某些类型的神经病理性疼痛，作用时间超过药物的预期半衰期，提示其作用机制不仅仅限于NMDA的受体拮抗作用。

证据：在7例创伤后三叉神经疼痛（非典型性三叉神经痛）女性患者中，有3例输注亚麻醉剂量的氯胺酮（0.4～1.8 mg/kg）后出现短暂疼痛缓解（1～3天）。目前尚无氯胺酮治疗三叉神经痛的正式研究。

不良反应：氯胺酮的治疗窗口很窄；相对较低剂量也可能出现不良反应，其中可能包括幻觉、恐慌症、躁动、嗜睡、恶心、呕吐、心血管过度活跃和肝脏毒性。

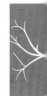

临床指南：关于静脉输注氯胺酮治疗神经病理性疼痛的适应证选择、治疗方案或手术指征方面目前还没有可使用的指南。尽管2018年的一个来自3个疼痛协会指南中对此做出推荐，但这些推荐仍是处于比较主观的共识水平。一项较为专业的荟萃分析提示静脉使用氯胺酮对"顽固性慢性疼痛患者具有显著的短期止痛效果"。由于指南和荟萃分析均未特殊提及三叉神经痛，所以，目前可以说在静脉使用氯胺酮治疗三叉神经痛方面尚缺乏充分的证据支持。

（二）苯妥英和磷苯妥英

抗惊厥药苯妥英的作用机制是通过电压依赖性的电压门控钠通道阻断来阻断高频、持续重复性钠动作电位（常见于癫痫发作）。苯妥英已被用于治疗神经病理性疼痛和纤维肌痛，尽管这种治疗的证据还不充分。

证据：苯妥英及其静脉注射前体，磷苯妥英，对难治性三叉神经痛治疗有效的报告仅见于已经发表的两篇个例报道和一篇仅有3个病例的小宗病例分析。使用剂量为11～18 mg/kg。有些医师采用单次输注方法，持续时间为20～30分钟，而另一些医师则采用每10分钟递增剂量的方式。报告的疼痛缓解持续时间为2～20天。在推荐使用这些药物输注治疗三叉神经痛之前，仍需要进行大量研究。

不良反应：苯妥英和磷苯妥英具有显著的潜在不良反应，包括心理状态改变、牙龈增生、毛发过度生长、皮疹、骨髓抑制和肝功能障碍。

（三）镁

镁作为参与全身数百种反应的一种辅因子，是钙和钾跨细胞膜主动转运的必需物质。镁通过其自然存在的对NMDA受体的阻断特性而对神经病理性疼痛状态产生镇痛作用。镁通常以硫酸盐（$MgSO_4$）的形式静脉注射，亦可以氧化物或枸橼酸盐的形式口服。较高剂量口服通常用作泻药。静脉注射镁是治疗急性偏头痛的有效方法，当作为口服药的一个补充部分使用时可以减轻偏头痛症状。

证据：$MgSO_4$在治疗急性三叉神经疼痛的疗效方面目前证据微弱。一篇个例报道显示，30分钟内静脉输注$MgSO_4$ 30 mg/kg后，三叉神经疼痛程度缓解80%，疗效持续4小时。Arai等对9例三叉神经痛患者每周输注1.2 g $MgSO_4$和100 mg利多卡因，输注时间为1小时，持续3周，患者的疼痛得到缓解。

不良反应：镁的最常见不良反应发生在胃肠道，包括腹泻、恶心和呕吐。过量使用含镁泻药或静脉注射过量$MgSO_4$会出现高镁血症，一种危险的电解质失衡，可导致低血压、呼吸抑制、心律失常和死亡。

（四）氯美噻唑

虽然在一项非对照研究中，Zurak等通过对16例三叉神经痛患者每隔1天的0.8%氯美噻唑静脉输注（3～10天，5～6小时/输注）来获得疼痛减轻，但由于随访期较短无法得出坚实结论，而且证据质量弱。氯美噻唑是一种巴比妥类镇静催眠药，具

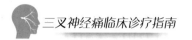

有很高的毒性和潜在成瘾性，目前的结论是不推荐将其用于三叉神经痛治疗，尽管这一结果可能会激发经过良好设计、相对毒性较小的药物的研究。

　　总之，在静脉输注利多卡因治疗神经病理性疼痛的安全性及耐受性方面已经存在越来越多的证据支持。就三叉神经痛而言，虽然报道文献稀少，但相关证据却令人期待。在使用利多卡因治疗慢性疼痛方面有经验的医师和医疗机构可能会发现它是治疗三叉神经痛的一种有效的补充手段。而其他候选药物的证据非常薄弱，或潜在毒性很高，或两者兼有。在输注疗法成为一种三叉神经痛治疗的常规手段之前仍需要进行大量的深入研究。

● 参考文献 ●

扫码观看

第十七章

三叉神经球囊压迫术

Priodarshi Roychoudhury, Vitaliano Di Grazia,
Vwaire Orhurhu and Alaa Abd-Elsayed

一、简介

三叉神经痛或痛性抽搐，是一种慢性疼痛综合征，其特点是在三叉神经的一个或多个分支分布区发生反复发作的撕裂样面部疼痛。

国际头痛学会（international headache society，IHS）将三叉神经痛分为两个不同的类型："典型性"和"症状性"。

该疾病的"典型性"形式（1型或TN1）主要表现为间歇性剧烈灼痛，每次发作可持续长达2分钟。

相比之下，"症状性"三叉神经痛（2型或TN2）则常被描述为持续性灼痛和刺痛，疼痛程度低于TN1。三叉神经痛的诊断依赖于对每次具有明确的发生与终止界限的阵发性发作的识别。

患者可能被识别的三叉神经血管压迫，也可能因肿瘤、多发性硬化症或动静脉畸形导致疼痛。说话、咀嚼或轻触表面皮肤等轻微刺激即可诱发疼痛，疼痛常发生于单侧。

三叉神经痛的诊断主要基于临床症状和对其他疾病的排除。疼痛的自然消退可见于63%患者，表现为数年内完全没有症状。尽管三叉神经痛是一种非致命性疾病，然而，对即将来袭的疼痛发作的恐惧足以给患者带来致残性影响。

二、手术治疗方法发展史

当药物无法有效地控制三叉神经痛时，对手术治疗的需求就变得十分迫切。在此背景下，针对三叉神经的甘油注射神经根切断术、热凝术和球囊压迫术应运而生。

依据Shelden在1955年报告的手术经历，即使用钝性剥离子减压优于单纯的第5神经减压，而Mullan于1983年首次阐述了球囊压迫术。

Brown在1995年证实，在这种机械性的压迫过程中，参与感觉诱发的粗大有髓轴突更容易受到损伤，而细小有髓纤维相对受到保护。

手术的理想目标是无不良反应的痛觉缺失。

这项技术至今仍然是被广泛应用的外科手术方法之一。

三叉神经的支配区域还包括鼻窦、鼻腔与口腔内侧和舌前2/3的触觉和痛觉。

这项技术的作用机制尚不完全清楚。有趣的假设是，球囊压迫神经纤维导致的解剖损伤不同于射频神经根切断术或甘油注射技术中由热能或化学能引起的损伤。

使用Fogarty导管压迫神经可对神经纤维的活动产生抑制，同时可保留神经节细胞的功能，因此球囊压迫的作用机制可能来自选择性影响参与感觉触发的粗大有髓神经纤维的活动，进而缓解三叉神经疼痛。

三、适应证

· 药物治疗失败的典型三叉神经痛患者。

·伴有多发性硬化症的三叉神经痛。然而，与非多发性硬化症患者相比，症状复发率更高，需要多次治疗。

·愿意接受术后可能出现的轻度麻木症状的年轻患者。

四、禁忌证

除了无法改善的凝血功能障碍、败血症、手术部位感染、血流动力学不稳定和未获得知情同意之外，手术禁忌证还包括非典型面部疼痛、带状疱疹后疼痛和对侧咬肌无力。决策过程中进行缜密的风险或收益分析和使用临床医师的判断具有十分重要意义。

五、术前准备

在明确交代手术风险、益处和替代方案后，并获得患者的知情同意。在术前准备室建立静脉通路，并在手术部位贴上标签后将患者运送至手术室。将患者以仰卧位置于可透射线手术台上。使用荧光屏引导置针。标准ASA监护仪用于监测。落实手术安全核查，以确认患者身份、过敏情况、手术部位、体位和必要的设备。大多数患者需要行气管内插管全身麻醉。

六、手术技术

设备与体位：患者取仰卧位，颈部和胸部略屈曲，使鼻尖部位于最高点，以便在以下手术步骤中可以获得严格的矢状位X线影像。

该手术需要透视荧光镜和以下材料。

·带硅胶导管（silicone catheter，SC）的锐性金属中空导引器14G（gauge），可在血管损伤或硬膜撕裂的情况下使血液或脑脊液流出。

·一定数量的4号Fogarty导管。

·造影剂。

七、手术步骤

手术涉及以下2个步骤。

（一）卵圆孔插管

在脸颊上标出3个皮肤标志。

使用经典的Hartel路径（图17.1）：

·第1点对应于皮肤穿刺的位置：唇角外侧2.5 cm处。

·第2点在颧弓下缘，外耳道前3 cm处。

·第3点是第1点至瞳孔之间连线与眼眶下缘的交点处。

患侧面部外科消毒后，在第一个标志点处将金属中空导引器插入（图17.3）。

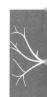

进一步向卵圆孔（foramen oval，FO）方向前行时需要参照于两个平面的交点，一个是外侧面点1与点2之间，另一个是矢状面点1与点3之间。依次穿过3个解剖结构：脸颊，翼腭窝，最后到达卵圆孔。

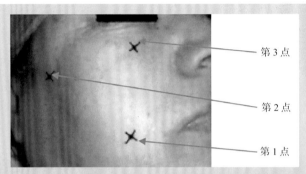

第1点对应于皮肤穿刺的位置：唇角外侧2.5 cm处。第2点在外耳道前3 cm颧弓下缘处。第3点是在第1点至瞳孔之间连线与眼眶下缘交点处。

图17.1　Hartel路径标志

（Reprinted with permission from Abdennebi B，Guenane L.Technical considerations and outcome assessment in retrogasserian balloon compression for treatment of trigeminal neuralgia.Series of 901 patients.Surg Neurol Int 2014；5：118.）

术者的示指保持紧贴脸颊内侧以避免金属中空导引器刺入口腔（图17.2）。来自上颌内动脉分支或翼静脉丛的出血可发生于面颊或翼下颌窝内，如果一旦发生，需要中止手术，并按压面颊部止血。数日后可以尝试再次手术。

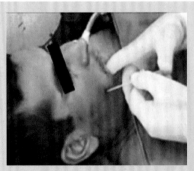

图17.2　患者在全身麻醉状态下接受球囊压迫术时的皮肤穿刺

（Reprinted with permission from Abdennebi B，Guenane L.Technical considerations and outcome assessment in retrogasserian balloon compression for treatment of trigeminal neuralgia.Series of 901 patients.Surg Neurol Int 2014；5：118.）

穿刺卵圆孔有时需要多次尝试。双面透视图上显示的骨性标志对引导金属中空导引器走行很有帮助。首先是在X线矢状面视图上使金属中空导引器尽可能地靠近腭骨水平板后端的投影，其次是使金属中空导引器指向由岩骨上缘与斜坡形成的夹角的平分线（图17.3）。使金属中空导引器与卵圆孔衔接是手术的关键步骤，可通过观察和感觉咬肌收缩加以识别。之后，金属中空导引器不再前行以避免进入颅骨内部。

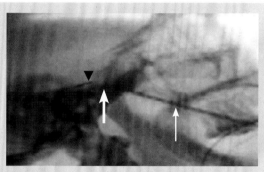

金属中空导入器与腭骨水平板后端紧密接触（细箭头），位于卵圆孔部位（粗箭头）。三角箭头：斜坡和岩骨上缘。

图17.3　矢状面X线片

（Reprinted with permission from Abdennebi B，Guenane L.Technical considerations and outcome assessment in retrogasserian balloon compression for treatment of trigeminal neuralgia.Series of 901 patients. Surg Neurol Int 2014；5：118.）

（二）球囊扩张

将塑料导管向上方的半月神经节方向轻轻推进3～4 mm后，抽出金属中空导引器。此时可能有来自三叉神经池的脑脊液自管芯流出。向Fogarty球囊导管内注入造影剂，以检查其通畅性，并排空空气。

接下来，将Fogarty导管插入硅胶导管，使未充盈的球囊位于前端。小剂量造影剂（0.3 mL）在荧光透视下确定球囊的最佳位置后，以0.7 mL造影剂持续扩张球囊6分钟。

在这个过程中可能会出现心动变缓和血压下降。矢状面X线片可以显示细硅胶导管和呈梨形的球囊位于斜坡两侧：其主体和柄分别对应于半月神经节和三角丛。完成如前述操作后，排空球囊，并将其与所有其他物品一并撤出。

八、风险和并发症

麻木是手术的目标之一，大多数患者表示他们的麻木轻微且可以忍受。少数患者出现严重麻木。除麻木外，还有其他几个与三叉神经运动神经支配相关的并发症或风险。患者可能会出现耳痛，与鼓膜张肌无力有关，翼肌无力导致下颌偏向对侧，以及非常罕见的因血液进入咽鼓管而引起的鼓室积血。

令人不适的感觉异常并不常见。可能出现间断性的"爬虫"感。如果X线片显示球囊位置适当，麻木通常会出现在V_2和V_3的口周区域。当需要获得V_1麻木时，可通过更外侧的进入点将导管放置在三叉神经孔的更内侧。

由心动过缓和心脏起搏引起的心律失常很少见。从未发生因短暂的高血压反应引起的并发症。因为使用的穿刺针比射频针直径大，所以穿刺部位疼痛可能更重。手术之后将冰袋放在脸颊上几个小时可以减轻疼痛和肿胀。

2010年，巴西Sao Paolo大学对55例患者进行的一项随机对照研究显示，三叉神经球囊压迫治疗过程中使用局部麻醉药可以预防心血管事件的发生。

与其他类型的三叉神经手术一样，手术后几天内可能会出现唇疱疹。在对其发生的倾向充分知晓之前，使用阿昔洛韦进行预防性治疗尚未被常规采用。据报道，有1例患者死于穿刺针被误放于远超过卵圆孔的深处而导致的术中出血。

患者也可能出现暂时性第6脑神经麻痹，可能是由于球囊过度扩张导致海绵窦受压所致。根据2009年希腊Patras医学院神经外科系功能神经外科对79例患者的一项研究，这一并发症是来自球囊形状不规则和球囊向鞍底方向的扩张。

尽管有患者出现短暂的角膜反射减弱，但长期的角膜感觉缺失比较罕见。因为只有较大的有髓纤维受到选择性压迫损伤，所以角膜炎或角膜感觉缺失不太可能发生。

九、术后护理

手术后需要在恢复室监护患者至少1小时。使用数字评分量表记录患者手术前、后的疼痛程度，以评估患者对感觉缺失的反应。出院前评估并记录患者的生命体征和神经功能。遵守坠床预防原则以降低受伤风险。书面出院医嘱包括手术当天限制活动；出现虚弱、发热、寒战或手术部位出现红斑或硬结时需要联系医师。

十、临床问题与解决方案

·当球囊进入三叉神经孔过深后扩张时，可能会滑入桥前池。

·如果未呈现梨形，球囊可能还没有前行到足够深度进入三叉神经孔。侧位透视图可以显示球囊是否已到达斜坡线。

·如果推进导管仍然未形成梨形，或者球囊压力接近550 mmHg，则导管可能已经穿透硬脑膜。

·获得成功的最佳机会是撤出穿刺针和导管，并使用管芯将其重新放置，从而防止导管滑过同一路径，在同一位置反复穿透硬脑膜。

·如果发生静脉出血，将穿刺针少许推进直到牢固衔接，这一过程需要侧位透视监控，以防止穿刺针进入过深至中颅窝。

·当考虑有蛛网膜下隙出血可能时，应进行CT扫描。

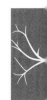

·嗜睡属于非正常现象，一旦发生，应行进一步检查。

·蛛网膜下隙出血症状可能与无菌性脑膜炎类似，表现为发热、头痛和神志不清，症状持续24～48小时。这类患者醒来后立即出现头痛，需要对症治疗。

·如果疼痛未缓解，可以再次手术，但应至少等待一周，因为继发性神经损伤可能导致神经的渐进性破坏，疼痛缓解可能发生于术后的几天内。

·当出现令人不适的麻木时，应使患者确信在接下来的几天内麻木就会明显减轻。

·严重麻木可能无法完全消退，但会有所改善。

·下颌无力可能持续数周。

·当球囊压迫后相应部位已经麻木但疼痛仍然存在时，必须重新考虑三叉神经痛诊断的确切性。

十一、疗效和复发

远期疼痛复发率在20%～43%，即刻疼痛缓解率＞90%。显微血管减压术的复发率较低，为4%～30%。

受损神经的再生可能是导致较高复发率的一个因素。

在采用经皮球囊压迫治疗其他手术后复发的三叉神经痛患者的有效性方面一直存在争议。

十二、影响疗效的因素

球囊的形状：2010年瑞典于Umeå大学医院（于Umeå）和斯德哥尔摩Karolinska大学医院神经外科的一项87例经皮球囊压迫术（percutaneous balloon compression，PBC）的回顾性研究证实，球囊呈现梨形比非梨形者有更长的疼痛缓解时间。

球囊开压：球囊开压和初始压的压力模式非常重要。

2003年长庚大学神经外科系和台湾桃园长庚纪念医院对75例患者进行的一项研究显示，计算机压力监测系统准确、可靠，并且对于监测经皮球囊压迫术过程具有重要意义。

球囊压迫时间：前文提到的一组针对80例累及 V_3 的顽固性三叉神经痛患者的研究显示，压迫持续时间越短，不良反应越小。在1年的随访中，与接受180秒压迫治疗的患者相比，接受60秒压迫的患者复发率略高，但两者之间没有显著的统计学差异。

针对疼痛累及第一支或第二支患者是否需要更长的压迫时间方面尚需要进一步研究。

Brown等的一项针对56例经皮球囊压迫术患者的研究显示，对于"典型性"三

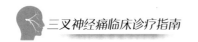

叉神经痛患者，压迫持续时间1～1.5分钟，球囊腔内压力1140～1215 mmHg，可以减少咬肌无力、感觉异常和严重麻木的发生，而且不会影响疼痛的缓解。

通常情况下，患者从麻醉中完全苏醒后即会感觉到疼痛缓解，但有时疼痛缓解会延迟到数天之后。

十三、文献综述

与其他技术的比较：英国南安普敦威塞克斯神经中心神经外科部在一个包括210例患者，共进行了393次手术的为期19年的研究中发现，经皮球囊压迫术的疼痛缓解时间比使用甘油和热凝术治疗的疼痛缓解时间更长。经皮球囊压迫术会导致麻木和很少一些轻微的暂时性并发症。此外，对于曾经接受过经皮手术的患者，经皮球囊压迫术仍有很好的疗效。

其他手术后复发：Nicola Montano等对22例既往手术后复发的三叉神经痛患者经皮球囊压迫术治疗的疗效进行回顾性研究时发现，其中16例（72.72%）疗效为优，其余6例疗效良好。所有患者的疼痛均得到了控制。无多发性硬化症（multiple sclerosis，MS）病史（$p=0.0174$）、术中球囊呈梨形（$p=0.0234$）和压迫时间<5分钟（$p=0.05$）与疼痛缓解生存曲线相关。基于这些结果，研究人员得出结论，对于其他手术后疼痛复发的患者经皮球囊压迫术是一种适用的治疗手段。

多发性硬化症：英国格拉斯哥神经科学研究所神经外科的一项包括从2000年1月到2010年1月的共80例三叉神经痛患者（17例为多发性硬化症，63例为非多发性硬化症）的研究结果显示，经皮球囊压迫术对患有多发性硬化症的三叉神经痛患者治疗有效，但与非多发性硬化症患者相比，前者的症状复发率较高。

● 参考文献 ●

扫码观看

第十八章

三叉神经痛的放射外科治疗

Wendell Lake

一、简介

三叉神经痛是神经病理性面部疼痛的常见原因之一。该病的患病率为0.03%～0.3%。女性患病可能性是男性的3倍。三叉神经痛患者的平均年龄在60岁以上。有研究分析约50%的三叉神经痛患者无法通过药物治疗来充分缓解疼痛。对临床医师的挑战还来自其中一些因为患有严重的并发症而无法接受有创性手术的老年患者。因此，有人建议将放射外科疗法也作为一种治疗选择，在无须全身麻醉或有创性手术的条件下改善症状。

在历史上，三叉神经痛是最早采用放射外科治疗的疾病之一，最早可以追溯到1953年。从那以后，针对放射外科治疗三叉神经痛的安全性和长期有效性以及不同的剂量和靶向技术已经有多篇报道。与许多其他有创性治疗方法一样，放射外科治疗三叉神经痛也会出现一些不良反应，其中最常见的是面部感觉改变，少数患者出现远期疼痛复发。

鉴于其确切的疗效和可耐受的不良反应，立体定向放射外科治疗将继续担当三叉神经痛治疗方案中的一个重要组成部分。

二、发展史

三叉神经痛是最早获益于放射外科治疗的疾病之一。三叉神经节手术入路困难和疾病的严重致残性是驱动早期应用放射外科治疗三叉神经痛的重要因素。早期的病例分析证实了该疗法的相对安全性和疗效的持久性。MRI扫描和影像融合技术的出现进一步提高了手术的准确性和安全性。问世以来，已有成千上万的三叉神经痛患者接受了各种方法的放射治疗。

三、三叉神经痛放射外科治疗方法

三叉神经痛放射外科治疗存在多种方法。射线传递方式、射线剂量和采用的治疗靶点也因医疗中心而异。本章节主要讨论上述3个参数。

放射外科治疗的射线传递方式包括伽玛刀（gamma knife，GK）、线形加速器（linear accelerator，LINAC）和射波刀（cyberknife，CK）。这三种方法都是从多个角度将射线光束对准一个特定目标，即本术式中的三叉神经。光束汇聚点处射线剂量极高，但当离开汇聚点时剂量迅速下降。这样就可以将治疗剂量传递到三叉神经自脑干起始处或其附近，而不会使大脑和周围结构的重要区域暴露于破坏性射线水平之中，具体见图18.1。

线形加速器、伽玛刀和射波刀都可以提供电离电磁射线。在使用伽玛刀时，需要将患者头部置于头盔状装置内，然后打开多个固定的放射性^{60}钴伽马放射源，产生的射线束可从不同角度截获目标。在使用线形加速器和射波刀时，波导内部的微波场加速电子与重金属碰撞，产生高能X射线。当机器相对于患者头部移动时，这些X射线从多个不同方向聚焦在目标上，进而导致放射性损伤。线形加速器与射波刀的区别在于前者的放射源是以不同的旋转弧围绕患者头部移动，而后者的放射源则是固定在机械臂上，可以进行非旋转性移动。目前，伽玛刀、线形加速器和射波刀都是公认的三叉神经痛放射外科治疗方法。影像科学在过去20年里的发展中，如MRI-CT融合和计算机化放射外科规划，又大幅提高了放射外科的适用性和安全性。尽管最大宗病例来自伽玛刀治疗，接受其他两种方式治疗的患者也有相当数量，并获得了一致的疗效。

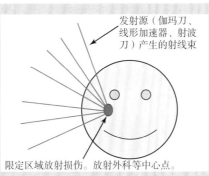

发射源（伽玛刀、线形加速器、射波刀）产生的射线束

限定区域放射损伤。放射外科等中心点。

来自多个角度的射线束汇聚在指定目标，导致靶点上形成一个限定的损伤区域。不同角度的射线束来自一个与患者间相对移动的放射源，如线形加速器和射波刀，或放置在特定位置的多个不同放射源伽玛刀。

图18.1　来自不同放射源产生的射线束汇聚于特定靶点

四、放射外科技术治疗三叉神经痛

虽然三叉神经痛的放射外科治疗存在多种可变参数，但经常被报道的主要是剂量、立体定向靶点系统和解剖靶点3个主要变量。

五、剂量

在一项系统评估研究中，接受伽玛刀治疗的5600多例患者的平均最大剂量范围为71~90 Gy，511例接受线形加速器治疗和263例接受射波刀治疗患者的平均最大剂量范围分别为70~90 Gy和65~81 Gy。有报告显示，伽玛刀的剂量在100%等剂量线，而线形加速器和射波刀的剂量在80%或90%等剂量线。

六、头部固定

在使用伽玛刀时，需要使用立体定向框架将患者牢固地固定在手术台上。这种框架系统有助于精确定位，但需要将固定钉插入与头骨相邻的皮肤，可能会给患者带来一些不适和感染风险，但通过添加局部麻醉和抗焦虑和（或）止痛药，大多数患者通常可以耐受。线形加速器治疗通常使用框架固定，但一些医疗中心已经改用热成型面罩。射波刀治疗使用热成型面罩。当射波刀或线形加速器的立体定向系统使用热塑性面罩时，则需要使用X射线或红外成像的影像引导或实时图像辅助定位。

当放射外科手术治疗过程中需要使用立体定向框架时，则适当的放置至关重要。三叉神经节在患者面部外侧部分的投射位于外耳道前上方约1.5 cm处。框架的底部必须低于该点，以确保角度与眼眶到外耳道的连线平行，进而与神经从脑桥到Meckel腔的路径平行。三叉神经的节前段在Meckel腔内与神经节相连。

七、靶点

三叉神经痛放射外科治疗中采用的靶点的解剖位置因医疗中心而异，从后到前范围涉及整个三叉神经脑池段，即后部与脑桥连接的0 mm处到前部与Meckel腔内三叉神经节连接的8 mm处。当采用后部靶点时，部分脑桥会处于20%或30%等剂量线内并受到一定剂量辐射。这种后部靶点可能带来较高的长期疼痛缓解率，但一些研究也报告了较高的面部麻木发生率。更前部的靶点，三叉神经节，曾被应用于放射外科治疗史的早期阶段。研究显示，使用这个靶点可能产生的面部感觉减退率较低，但疗效的持久性也较低。然而，就这一观点尚有争议，因为也有其他研究人员发现三叉神经节靶点具有与后部靶点类似的止痛效果，而且并发症较少。目前，有2级证据支持使用这一靶点。

基于一些早期的研究发现，即疼痛缓解的持久性可能与暴露于辐射的脑池段神经长度成正比，作者曾经倡导使用多个等中心点以获得更长的三叉神经暴露。而在后来的一项关于1个或2个等中心点治疗的双盲随机对照试验中，研究人员发现在随访36个月时二者在疼痛缓解率方面无差异，而后者发生令人不适的面部麻木的比例更高。总体来说，大多数医疗中心目前倾向于使用单个4 mm等中心点。图18.2通过三叉神经脑池段薄层T2序列MRI对定位方法给予图示说明。

八、三叉神经痛放射外科治疗疗效

已有数以千计的三叉神经痛患者接受放射外科治疗。治疗结果多以病例分析形式发表，通常包括长期随访结果。这些已经发表的病例分析中，报道伽玛刀治疗的数量最多，但关于线形加速器和射波刀治疗的文章数量也不少见。在讨论放射外科治疗三叉神经痛的效果之前，了解面部疼痛分级十分必要。需要讨论的与疗效相关的其他因素主要包括发生治疗反应所需的时间、长期的止痛效果、还需要接受其他手术治疗三叉神经痛的患者比率以及放射外科相关并发症。

九、放射外科评估量表

尽管有多种分级量表可用于放射外科治疗三叉神经痛的疗效评估，但多数研究采用了巴罗神经病学研究所（Barrow Neurological Institute，BNI）的疼痛强度评分。该量表将患者的疼痛按罗马数字分为Ⅰ~Ⅴ分级，详见表18.1

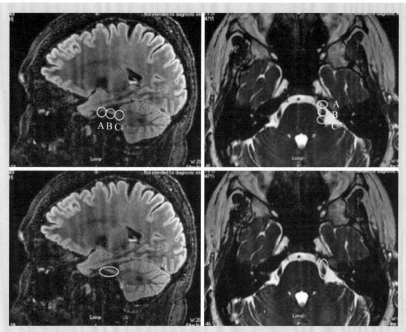

放射外科治疗时三叉神经脑池段前（A）、中（B）、后（C）位置4 mm等中心点，通常每次只使用一种位置；下图为两个非同心等中心点治疗方案的示意。图形放大比例近似。

图18.2 放射治疗靶点

表18.1 巴罗神经病学研究所疼痛强度评分

分级	疼痛描述
I	无痛、不使用药物
II	偶尔疼痛，无须服用药物
III	有些疼痛，可通过药物充分控制
IV	有些疼痛，无法通过药物充分控制
V	剧烈疼痛或疼痛无缓解

与大多数类型的神经病理性疼痛一样，三叉神经痛所产生的影响也具有多面性。因此，也有作者通过检查治疗后的生活质量和功能状态对疗效进行有特征性地评估。与预期一致，疼痛缓解后的生活质量和功能方面均有明显改善。

十、发生疼痛缓解所需要的时间

与有创性外科手术不同，三叉神经痛的放射外科治疗后通常需要一段时间才能获得疼痛缓解。报告的疼痛缓解时间因不同的病例组和治疗方法而异。在这些报道的病例中，采用伽玛刀和线形加速器治疗时所需要的平均疼痛缓解时间分别为15～78天和28～81天。而疼痛缓解通常在180天时达到最大水平。

十一、疼痛缓解率

与所有治疗三叉神经痛的其他方法一样，放射外科治疗亦对少数患者治疗无效。这种治疗失败的比率通常会随着时间的增加而增加。对接受伽玛刀、射波刀和线形加速器治疗患者的疗效进行比较时发现，三者之间在平均数或中位数（BNI疼痛强度评分Ⅰ～Ⅲ级）方面没有统计学显著差异。所有三种方法，一旦发生治疗反应，疼痛缓解率均约为85%。无须药物治疗的无痛（BNI疼痛强度评分为Ⅰ级）通常约为50%，三种治疗方法之间没有统计学差异。如前所述，缓解疼痛的反应时间通常为1个月或更长，疼痛缓解反应的峰值发生在治疗后约180天。

十二、复发

在疼痛复发率方面，伽玛刀为0～52%，线形加速器为19%～63%，而射波刀为16%～33%。伽玛刀和线形加速器治疗的平均复发率分别为25%和32%。BNI疼痛强度评分等级为Ⅲ级和Ⅳ级者具有重要统计学意义，意味着两种方法之间疼痛未改善的患者的比率相同。

在疼痛复发的平均时间方面，伽玛刀为6～48个月，线形加速器为8～20个月，而射波刀为1～43个月。就这一问题目前还没有足够的数据可用于得出有意义的结论来证明哪种方法最优。然而，已经可以得出结论的是，相当多的患者在接受这些治疗后确实会出现疼痛复发。

通过长期随访研究远期疼痛缓解的报道很少。有限的数据显示伽玛刀治疗后7年和10年的疼痛缓解率分别为22%～60%和30%～45%，但可用的研究报道很少。有关线形加速器的远期疼痛控制方面的数据更为有限，仅有一项研究报告显示治疗后3年时仍有60%的患者保持疼痛缓解。

十三、并发症

放射外科治疗三叉神经痛具有非常好的安全性，有时被选择作为患有严重并发症或高龄患者的一线治疗方法。患者不需要面对显微血管减压患者必须面对的脑脊液漏和伤口感染风险。血管病变或动脉瘤形成和破裂等严重危及生命的并发症非常罕见。

最常见的严重并发症是角膜炎或角膜区域感觉丧失导致的角膜损伤。在关于伽玛刀和线形加速器的研究中，报告角膜炎的患者比例分别为7%和3.6%。也有一些关于伽玛刀、射波刀和线形加速器的病例分析未报告有角膜炎的发生。有研究报道，这一并发症与受到大量辐射的脑干区域大小相关。

面部感觉减退（麻木）和感觉异常是与放射外科治疗三叉神经痛相关的最常见并发症。在使用伽玛刀治疗的一些病例研究中，有52%的患者出现某种形式的面部感觉改变。实际上，一些研究还显示面部麻木和保持疼痛缓解呈正相关。在某些情况下，这种感觉改变可能严重到让患者体验到疼痛的程度，庆幸的是，这种并发症

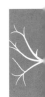

的发生率通常<5%。眼部干涩是三叉神经痛放射治疗后一种常见的并发症，发生率约为20%，通常伴有三叉神经V₁分布区内的麻木。总体而言，接受放射外科治疗三叉神经痛的患者需要密切随访以防出现任何眼科并发症。

表18.2归纳了不同的放射外科治疗方法的并发症、疗效和平均复发时间。采用BNI疼痛强度评分Ⅰ～Ⅲ级（无痛，不需要使用药物；偶尔疼痛，不需要使用药物；通过药物可以充分控制的疼痛）描述良好的疼痛控制。

表18.2 不同放射外科疗法治疗三叉神经痛的疗效及并发症

方法	BNI 疼痛强度评分 Ⅰ～Ⅲ（%）	开始疼痛缓解的平均时间（天）	平均复发率（%）	平均复发时间（月）	并发症
Gk	85	15～78	25	6～48	感觉减退 22% 角膜炎 0～7% 眼部干涩 0～22%
LINAC	88	28～81	32	7～20	感觉减退 28% 角膜炎 0～3.6% 眼部干涩 0～20%
CK	79	–	26	9	感觉减退 29% 未报告其他并发症

注：第1列和第2列数据不代表统计学的显著差异。在大量有关射波刀的研究中，未报告开始疼痛缓解的平均时间。BNI，巴罗神经病学研究所；GK，伽玛刀；LINAC，线形加速器；CK，射波刀。

研究人员尝试了对三叉神经痛患者的一些特定因素进行分类，以便可以预测放射外科治疗效果。评估的因素包括：是否存在非典型症状、是否患有多发性硬化症、年龄、既往外科手术史、治疗后麻木、MRI是否显示存在神经血管冲突及是否存在治疗后神经强化。

总体而言，年龄>70岁的具有典型疼痛症状的老年患者接受放射外科治疗效果更好。典型疼痛症状是指间歇性刺痛，很少有发作间期疼痛或感觉异常。有研究提示出现治疗后麻木的患者可能获得更持久的治疗反应，但也有其他研究驳斥了这一观点，值得注意的是，术前MRI显示存在神经血管冲突的患者的疼痛缓解率并没有降低。原因可能在于大多数典型三叉神经痛都与神经血管压迫有关，而神经血管压迫的存在可能是典型面部疼痛的一个固有标识。在一些研究中，治疗后MRI检查可以显示三叉神经强化现象。有些病例分析发现大多数患者出现这种效果，而在其他的病例分析中，只有少数患者出现上述效果。这种神经强化对疼痛缓解率或疗效的持久性并不会产生明显影响。

尽管有既往手术史和非典型疼痛特征的三叉神经痛患者在接受放射外科治疗时的疼痛缓解率和疗效的持久性会下降，但这并不意味着既往接受过手术减压或消融会成为放射治疗的禁忌证。在许多情况下，放射外科治疗是被作为手术后的一种补救治疗手段，并且在疼痛缓解方面表现非凡。一项放射外科研究显示，有91%的患者可获得即刻疼痛缓解，尽管仅有50%的患者在5年时仍能保持持续疼痛改善。有研究发现，糖尿病和多发性硬化症对三叉神经痛的放射外科治疗产生不利影响，并据此推测这些疾病可能改变了神经痛的机制或改变了神经对治疗的反应。

总之，尽管尚不完美，但放射外科治疗针对三叉神经痛而言是一种安全有效的治疗方法。大宗病例分析和一项随机对照试验的数据支持这种治疗方法的临床应用。严重的并发症非常罕见，最常见的并发症主要包括治疗侧的面部麻木和眼部干涩症状。放射外科治疗既可以作为基本治疗方案，也可以作为既往接受过有创性手术（如开放性手术或神经消融术）治疗患者的补救性治疗手段。在过去的20年里，技术的不断进步使得放射外科治疗的使用更加方便和安全。未来需要重点对放射外科治疗的患者进行更长时间的随访研究，并根据患者的个体化因素改进患者选择标准。

参考文献

扫码观看

第十九章

显微血管减压术
治疗三叉神经痛

Wendell Lake

一、简介

显微血管减压术（microvascular decompression，MVD）在过去几十年一直不断普及，已经成为治疗保守治疗无效的三叉神经痛患者的基本手段。由于疾病的严重性，三叉神经痛是最早接受神经外科干预的疾病之一。在过去的一个世纪，外科治疗策略发展显著。目前，已经存在大量病例数据支持显微血管减压术治疗的持久性和有效性。目前的研究还发现患者的某些疾病特征可以提供预后信息，并对术式选择有所帮助。尽管显微血管减压术是目前治疗三叉神经痛最有效的方法之一，但仍有少数患者在治疗后会发生疼痛复发，也存在一定的发生并发症的风险，如脑脊液漏、面部麻木、听力丧失、伤口感染和中风。将来，伴随新技术和设备的不断涌现，显微血管减压术技术势必会得到不断发展，使其安全性和有效性得以进一步提高。

二、历史进程及疼痛病因的外科观点

三叉神经痛的外科治疗与神经外科的发展史密切相关。该疾病的外科治疗最早可以追溯到18世纪。但是一直到20世纪初期，三叉神经痛的外科治疗仍然伴有相当高的致残率甚至死亡。尽管如此，由于这种疾病的严重性和进展性，许多患者仍然愿意接受外科治疗。当时的术式是经颞骨开颅行三叉神经大部分切断。大多数接受这种Spiller-Frazier手术治疗的患者术后都会出现面部严重麻木和无力现象。与经颞开颅术不同，Walter Dandy对三叉神经切断术进行了进一步改进，他通过颅后窝开颅更直观地显露神经，并发现许多典型三叉神经痛患者有动脉与神经毗连并使神经移位现象。

结合Dandy的观察结果，Peter Janetta开始在手术显微镜下对三叉神经痛患者的颅后窝进行探查，发现第5脑神经的血管压迫，植入聚四氟乙烯垫片将压迫血管移开，并将该术式命名为显微血管减压术，即我们熟知的显微血管减压术。另外，Janetta还对三叉神经的Obersteiner-Redlich区进行了研究，结果发现施万细胞形成的外周髓鞘在该区内移行为由少突胶质细胞形成的中枢髓鞘。后来提出的典型三叉神经痛的病因学理论认为该疾病可能与神经受血管压迫引起脱髓鞘并进而导致神经冲动经假突触传递有关。此后，对于三叉神经痛疼痛机制的理解又有了一定的进展，除了脱髓鞘和血管受压外，一些患者可能还涉及其他因素的参与。此外，由于显微血管减压术的显微外科技术和手术方法也逐渐得到发展，使得该手术的安全性和有效性获得进一步提高。近年来，随着经皮消融手术治疗患者数量的减少，显微血管减压术的使用在日益增加。

三、患者筛选

适当的患者选择是决定显微血管减压术是否成功的关键因素。几乎所有接受显微血管减压手术的患者都接受过一定形式的药物治疗试验，而手术治疗是保留给那些通过药物治疗而无法充分控制疼痛的患者。尽管目前还无法准确预测单个患者显微血管减压术治疗成功的可能性，然而文献中已经对与显微血管减压术疗效相关的几个患者因素进行了分析，其中主要包括疼痛特征、病程、受累的神经分支及患者年龄。

（一）疼痛特征

三叉神经痛的诊断对决定患者是否适合显微血管减压手术至关重要。关于一些特殊的诊断标准在第四章已经进行了深入探讨。其重要意义在于有些类型的头痛、非典型面部疼痛和其他类型的神经病理性疼痛在症状上极易与三叉神经痛发生混淆，而一般情况下显微血管减压术针对这些疾病又很难获得持久疗效。在这里对我们三叉神经痛的诊断进行简要回顾。患者主要症状为单侧撕裂样面部疼痛，每次发作持续数秒至两分钟，在两次发作之间基本没有疼痛。疼痛的常见诱因包括说话、进食、触摸脸部或刷牙。大多数接受手术评估的患者最初对卡马西平或奥卡西平有反应，但随着时间的推移，剂量会逐渐增加，直到出现不良反应或药物不再有效。多数患者的疼痛会出现自发性缓解和周期性发作，V_3 或 V_2 分支最常受累，经常表现为下颌或上唇疼痛。

对于表现为持续性疼痛或长时程疼痛发作（疼痛发作持续数小时）的患者应考虑其他诊断，如非典型面部疼痛或头痛类疾病。针对发现神经病学缺陷的患者则应行进一步检查直至做出相应诊断。总体而言，由脱髓鞘疾病、肿瘤或炎性疾病导致的三叉神经痛的患者对显微血管减压术治疗反应不佳，所以大多数医疗中心在这些情况下不推荐显微血管减压术治疗。

当确诊为特发性三叉神经痛后，还可以根据疼痛特征将其进一步分类为 Burchiel 1型和Burchiel 2型。Burchiel 1型患者有超过50%的疼痛可归类为发作性疼痛，而Burchiel 2型患者则有超过50%的疼痛可归类为持续性疼痛。这一分类对预测显微血管减压手术疗效具有重要意义，因为积累的数据显示，两种类型患者接受显微血管减压术治疗时的疗效存在差异，即Burchiel 1型比Burchiel 2型三叉神经痛患者疼痛完全缓解的概率更高。

（二）术前影像

病史和检查对建立特发性三叉神经痛诊断十分重要，并且可能对显微血管减压手术疗效还具有预测价值。同时，脑部MRI成像是评估接受显微血管减压手术患者的常规检查，可以排除肿瘤、炎症和脱髓鞘疾病，并进一步证实特发性三叉神经痛的诊断。许多医疗中心采用薄层MRI扫描检查三叉神经根进入区寻找血管压迫的存在，并在多数情况下可以发现小脑上动脉袢与神经比邻甚至可使神经移位。图19.1显示1例小脑上动脉压迫三叉神经的典型表现。

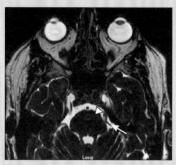

三角箭头表示三叉神经脑池段，箭头表示与三叉神经接触的小脑上动脉。该患者接受了左侧显微血管减压手术治疗，不再需要药物治疗，疼痛完全消失，在随访之中。

图19.1　三叉神经根进入区水平轴位薄层稳态MRI T2加权快速成像

　　血管压迫的来源与压迫程度可以预测哪些患者对显微血管减压手术反应更好。有研究者发现，动脉压迫者比静脉压迫者更可能获益；小脑上动脉压迫者比其他动脉结构压迫者（如基底动脉延长扩张症）更可能获益。在一些针对三叉神经移位程度进行定量分析的病例研究中，研究者发现存在动脉压迫导致明显神经扭曲或移位者比血管与神经单纯接触或没有明显接触迹象者手术的反应更好。高质量MRI成像还有助于手术计划的制订，提示责任血管的位置，提高手术效率，降低遗漏重要责任血管的风险。

　　尽管MRI在识别血管压迫方面具有很高的敏感性，但一些医疗中心依然继续提倡对MRI未显示血管压迫的患者进行颅后窝手术探查。在一些研究中，有多达30%的Burchiel 1型三叉神经痛患者在影像学上未发现明确神经血管压迫现象，这种情况尤其多见于年轻患者和女性患者。针对这些患者进行颅后窝探查时，一旦术中证实确实不存在血管压迫，进行三叉神经的神经内松解也是一种具有一定疗效的治疗手段。神经内松解是指使用小型器械和显微外科技术分离三叉神经束。

　　总之，在大多数医疗中心，高质量MRI脑部扫描，包括针对三叉神经根进入区的薄层扫描，这是三叉神经痛术前常规检查的一个重要组成部分，既可以排除与特发性三叉神经痛类似而且显微血管减压术治疗无效的其他疾病，还有助于外科医师对可能的责任血管的定位。尽管这种成像技术具有很高的敏感性和特异性，但一些医疗中心仍然坚持对MRI扫描未发现血管压迫的典型三叉神经痛患者进行颅后窝手术探查。针对存在不典型症状、面部外伤史、牙齿疾病或鼻窦疾病的患者，还应考虑行颌面部CT扫描。

四、手术步骤

　　在显微血管减压手术的细节描述方面已有大量资料和一些精美手术视频可供使

用。本部分将重点阐述显微血管减压手术的一些关键步骤。

术前评估的第一步包括如上述的疾病诊断和术前影像检查，其中内科系统检查，包括心肺功能评估至关重要。因为这群患者的平均年龄＞55岁，其中包括很多高龄患者，所以并发症的检查也十分重要。有研究者提议，对老年患者采取创伤更小的干预手段，如放射外科治疗或经皮消融手术，然而这些手术不仅疗效通常不如显微血管减压术持久，并且多会产生面部麻木。所以，另外一些研究者则坚持提倡对没有严重并发症的老年患者也采用显微血管减压术治疗。在一项荟萃分析中，研究者将36例老年患者（平均年龄73岁）与53例非老年患者（平均年龄53岁）进行了比较分析，结果发现两组的疼痛缓解率相同，两组的并发症均较低而且相同。其他研究也显示了类似的结果 。一般而言，如果患者具有典型Burchiel 1型疼痛症状、明显的血管压迫证据及可接受的手术风险水平，无论患者是否为老年人，都应首先考虑推荐显微血管减压手术。

显微血管减压手术需要在全身麻醉下进行，通常静脉使用如丙泊酚等麻醉药物，以便术中脑干听觉诱发反应（brainstem auditory evoked response， BAER）监测。一些医疗中心还会使用术中面神经监测。监测BAER时，需要对术侧和非术侧进行同时监测和比较，以及时识别术侧的任何程度反应下降。有来自病例分析的数据推荐术中使用BAER检测，以降低听力丧失的风险，尤其是提示外科医师何时应该放松对小脑的牵拉，以避免耳蜗神经的长期牵拉和术后耳聋。

麻醉诱导和BAER监测开始后，摆放体位时通常需要转动患者头部使术侧向上，横窦与乙状窦的交界处位于术野的最高点。做耳后弧形切口，暴露出乙状窦与横窦交界处和乙状窦后部区域，使用高速钻头行乙状窦后骨瓣开颅或去骨瓣开颅，注意封闭遇到的任何乳突气房以降低脑脊液漏的风险。完成开颅后，打开硬脑膜并悬吊固定，在手术显微镜或内窥镜下引出部分脑脊液使脑组织松弛，显微剥离，识别三叉神经及其根进入区的压迫血管，植入Teflon或Ivalon海绵将血管与神经分开，移除显微镜或内窥镜，关闭硬脑膜。可使用患者自体骨、骨水泥或两者组合封闭骨窗，分深层、浅层缝合头皮。

在显微剥离过程中，医师需要密切关注对小脑的牵拉程度，因为过度牵拉可能会损伤小脑组织，而耳蜗神经的过度拉伸可能导致听力丧失。BAER超过规定阈值的变化对耳蜗神经过度拉伸具有警示作用。适当的骨窗大小、引流脑脊液后的脑松弛及使用甘露醇是可以减少小脑牵拉的有效手段。

在显微剥离过程中避免并发症的另一个要点与岩上静脉有关。岩上静脉可以是单根也可以是静脉丛，经常是在显露三叉神经根进入区的路径上遇到。脑组织的过度松弛或过度牵拉都会引起该静脉撕裂并导致无法控制的出血，使手术变得极其复杂。当这条静脉妨碍手术时，医师都会面临进退两难的境地，一方面是意外撕裂静脉产生的难以控制出血及可能发生的并发症，而另一方面是预防性切断该静脉可能导致的并发症。尽管有病例研究报告了切断岩上静脉的并发症发生率为1%～30%，但其确切性尚需得到证实，所以建议保留岩上静脉。

术中需要注意的另一个要点是压迫血管与三叉神经之间的分离方法。在早期的报告中医师多采用聚四氟乙烯海绵将血管与三叉神经分开（图19.2，文后彩图19.2），而在随后的研究中则使用了聚乙烯醇海绵作为植入材料，报告的成功率和并发症发生率与前者相似。除此之外，还有其他作者主张采用缝线、胶水或自体组织的悬吊法分离三叉神经和血管。

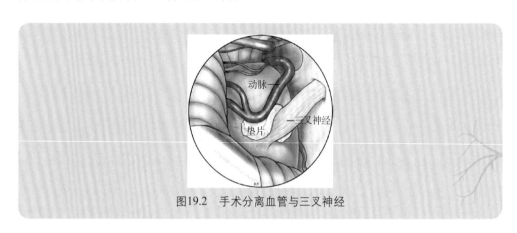

图19.2　手术分离血管与三叉神经

五、疗效

由于在患者选择和显微血管减压手术步骤方面的细微差别及样本人群的异质性，导致对手术疗效的评估变得十分复杂。同样也是因为在三叉神经痛的疗效评估方面没有统一标准，使得在这些研究中进行显微血管减压术和其他治疗方法（如放射外科治疗）的疗效比较变得更加困难。尽管多数作者选择巴罗神经学研究所疼痛强度量表（表16.1），但也有人使用其他量表，甚至还有一些作者仅对疗效进行了定性分级。此外，还有一些研究小组对可能影响疗效的预后因素进行了讨论。

显微血管减压术术后近期的疼痛缓解效果极佳，系统性病例分析报告的疼痛缓解率约为90%或更高。但是，由于这些研究的非随机性，以及外科手术无法设立对照组的固有特征，该证据级别最多只能是3级。考虑到显微血管减压手术与其他任何干预治疗一样都可能受到安慰剂效应影响，所以对其成功率的更确切的评价应该来自更长时间的随访，因为安慰剂效应通常比较短暂。事实上，即便在长期随访中，相当大部分接受显微血管减压手术的患者依然保持良好疗效。最近的一项包括3897例患者的荟萃分析显示，在随访（1.7±1.3）年时仍有76%的患者保持无痛。另一项比较放射外科治疗和显微血管减压术的荟萃分析显示，伽玛刀放射外科治疗和显微血管减压术的长期疼痛缓解率分别为10%～80%和69%～92%，其中显微血管减压术患者的随访时间为1～8年。同时，这一研究还发现，在近期疼痛缓解率方面显微血管减压术优于放射外科治疗，这一点与预期一致，即放射外科治疗显现疗效存在时间延迟。另外，该研究还显示，在复发率方面显微血管减压术比放射外科治疗更低，分别为15%和19%，但这一差异在统计学上并不显著。

有几个来自患者的因素被认为会对显微血管减压术术后疼痛缓解产生影响，包括患病时间、疼痛类型（1型或2型三叉神经痛）和血管压迫类型。一般来说，患病时间越短（≤5年）似乎预示更好的手术疗效，因为在理论上长时间患病可能导致永久性神经损伤或敏化，进而影响手术疗效。Burchiel提出将三叉神经痛分为1型或2型。与伴有持续性疼痛的2型患者相比，以发作性疼痛为主的1型患者的近期疼痛缓解率更高，长期随访时1型与2型患者的疼痛缓解率分别为74%和60%。动脉压迫比静脉压迫的疼痛缓解率更高。以小脑上动脉为责任血管的患者的术后远期效果更好。似乎与显微血管减压手术预后无关的患者因素包括：性别、受累的三叉神经分支数量和疼痛部位。表19.1汇总了与显微血管减压术术后疼痛缓解高度相关的患者因素。

表19.1　与显微血管减压术术后长期疼痛缓解高度相关和不相关因素（源于荟萃分析）

患者特征	显微血管减压术治疗后相关的改善效果
1型三叉神经痛	是
2型三叉神经痛	否
动脉神经血管压迫	是
静脉神经血管压迫	否
MRI显示明显的动脉压迫	否
性别	否
侧别（右对左）	否
受累三叉神经分支数量	否
患病时间≤5年	是

六、并发症

对于经过适当筛选的三叉神经痛患者行显微血管减压术是一种安全有效的治疗方法，但是作为一种有创的外科手术显微血管减压术仍然可能出现并发症。多数并发症与其他类型开颅手术的并发症相同。本章节将回顾一些严重并发症的发生率，并侧重阐述与显微血管减压术密切相关的并发症。

首先，与手术相关的死亡十分罕见，病例分析显示其发生率为0～0.4%。脑脊液漏是较常见的主要并发症之一，约占3%。通常的治疗手段包括腰椎管引流、脑脊液分流和（或）切口修复。感染比较罕见，发生率与其他开颅手术相似，有病例分析报道感染发生率为1%～2%，并使用抗生素和（或）进行伤口冲洗治疗。脑实质内或外血肿同样比较罕见，发生率为0.2%～1%。

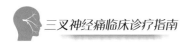

与显微血管减压术相关的脑神经并发症值得特别关注。其中，发生于三叉神经痛分布区的麻木和感觉异常会达到5%~10%。然而，这一数字与消融术或其他的剥脱治疗手段相比依然很低，例如，约半数接受放射外科治疗的患者会出现明显的三叉神经感觉改变。此外，由于手术通路靠近小脑幕边缘，因此偶尔还会出现滑车神经麻痹和复视，其发生率<1%。

因为三叉神经减压时与面神经和耳蜗神经极为临近，所以尤其可能给这些神经带来风险。显微血管减压术术后听力丧失发生率约为1%，面神经损伤的发生率与之相似。一般来说，大多数常规进行该手术的医疗中心目前都会根据脑干听觉诱发反应来调整小脑牵拉程度以降低听力丧失的风险，具体方式已在文献报道中被充分描述。

患者风险分层研究显示，功能状态良好且没有严重并发症的老年患者也可以考虑接受显微血管减压术。一项将患者根据平均年龄分为50岁和70岁两组的比较性研究结果显示，两组在疼痛改善方面结果相似，并发症发生率均较低且结果相似，甚至住院天数也未显示出明显统计学差异。

总之，自20世纪60年代问世以来，显微血管减压术已逐渐成为治疗顽固性典型原发性三叉神经痛患者的标准治疗方法。虽然可能发生并发症，但在适当选择的患者中，这些并发症对生活产生的影响极小，而永久性并发症极少发生。其疗效明显优于其他治疗方法，约76%的患者可获得长期疼痛缓解。对大宗病例进行回顾性分析时，研究者发现与手术疗效正相关的患者因素包括：病程短、1型三叉神经痛和动脉压迫。随着手术技术的不断完善及手术卓越疗效的大量呈现，显微血管减压术技术必将获得越来越多的认同与应用。

参考文献

扫码观看

第二十章

三叉神经周围支切除治疗三叉神经痛

Priodarshi Roychoudhury, Andrés Rocha Romero,
Ahmed Raslan and Alaa Abd-Elsayed

一、简介

三叉神经痛是一种难以诊断和治疗的慢性疼痛疾病。根据国际头痛疾病分类第三版的定义，三叉神经痛是以反复单侧短暂电击样疼痛为特征，由无害刺激触发，突发突止，局限于三叉神经的一个或多个分支的分布区内。绝大多数情况下，疼痛仅累及单侧面部，双侧三叉神经痛非常罕见，即使发生，也是双侧独立发病。处于慢性状态的三叉神经痛可以表现出疼痛持续时间长、药物治疗无效以及神经解剖的形态学改变等特征。源于神经兴奋性降低和部分髓鞘再生的疼痛缓解期无法预测。

自最早的关于该疾病的描述发表于公元1世纪Aretaeus的著作中之后，治疗方法一直不断演变，已经从放血疗法、敷砷绷带、眼镜蛇毒液、营养饮食、水疗、电疗发展到目前的高端手术干预。

目前，采用的三叉神经痛手术方法治疗大体可分为破坏性（有意破坏三叉神经感觉功能）或非破坏性（三叉神经减压，通常可以保留感觉功能）两种类型。

三叉神经周围支切除术是一种破坏三叉神经周围分支的微创手术方法，可作为门诊手术进行，适用于药物及神经节手术治疗无效，或因患有严重的心肺疾病而无法接受枕下开颅显微血管减压手术的患者。

二、发展史

三叉神经周围支切除术首次实施于18世纪并获得了一定疗效。1840年Joseph Pancoast报道成功切除上颌下神经。1851年J. M. Carnochan阐述成功切除上颌神经和经圆孔到眶下孔切除蝶腭神经节。此后，针对眶上神经、滑车上神经、滑车下神经、泪腺神经、眶下神经和下牙槽神经、舌神经和颏神经的手术被相继实施。

三、三叉神经外周支过度兴奋的发病机制

典型三叉神经痛源于三叉神经的中枢髓鞘与外周髓鞘交界处脱髓鞘所引起的一系列生理变化，由于神经元的过度兴奋和增强放电而产生行为效应（疼痛），这一过程在"点火理论"中有充分的描述。达到一定水平的脱髓鞘无法控制离子在轴突进出，进而导致无法立即重建静息电位，而趋向于去极化状态的，处于过度兴奋状态的初级传入神经的过度活跃有可能进一步诱导三叉神经脊束核中宽动态范围神经元的中枢敏化，最终导致疼痛难以忍受并且难以药物治疗。约70%患者的脱髓鞘是血管压迫导致，通常是由小脑脑桥池处的动脉引起。其他的可以继发三叉神经痛的原因还包括脑桥或三叉神经根进入区的多发硬化斑块、肿瘤（如表皮样瘤、脑膜瘤、神经瘤）、动静脉畸形、动脉瘤、颅底骨畸形、结缔组织病和硬脑膜动静脉瘘。

三叉神经周围支切除术是一种破坏三叉神经周围分支的微创手术方法，可用于

眶上神经、滑车上神经、滑车下神经、泪腺神经、眶下神经、下牙槽神经、舌神经和颏神经。

神经切除术去除周围神经的感觉受体，会引起相应神经分布区的重度麻木感和神经节的退行性改变。

四、适应证

- 药物难以治疗或需要的剂量会导致严重不良反应的三叉神经痛患者。
- 因高龄或严重衰弱而无法接受显微血管减压术或经皮消融术的三叉神经痛患者。
- 经皮射频热凝术后疼痛复发的三叉神经痛患者。
- 不愿意接受神经根或神经节破坏引起的麻木的三叉神经痛患者。

五、禁忌证

- 无法矫正的凝血功能障碍。
- 手术部位的脓毒症或感染。
- 血流动力学不稳定。
- 未获得患者知情同意。
- 存在局部麻醉或全身麻醉禁忌证。

在决策过程中，进行缜密风险或收益分析和使用临床医师的判断非常重要。

六、解剖学方面

"三叉神经"的命名来源于其3个主要分支：V_1、V_2和V_3。三叉神经从脑桥腹外侧离开脑干，进入位于海绵窦后下外侧称为Meckel腔的小窝。位于Meckel腔内的三叉神经节，也称为加塞氏神经节，是三叉神经的感觉神经节。

V_1穿过海绵窦下部前行，经眶上裂出颅。V_2经圆孔出颅，V_3经卵圆孔出颅。

三叉神经还支配鼻窦、鼻腔内侧、口腔和舌前2/3的触觉和痛觉。另外，三叉神经还支配幕上硬脑膜的痛觉，而颅后窝的硬脑膜则由CN X和上颈神经根支配。

七、术前准备

该手术可以在门诊进行，通常需要轻度镇静。在明确列出风险、益处和替代治疗方案后，获得患者知情同意。在术前准备室建立静脉通路并标记手术部位后，将患者送至手术室并置于手术台上。手术有时需要进行气管插管全身麻醉，也可以在内镜下进行。使用标准ASA监护仪监测患者，包括三导联心电图、脉搏血氧饱和度和至少5分钟1次无创血压测量。执行术前核查以确认患者的身份、过敏情况、手术部位、体位和必要的设备。

八、手术方法

（一）眶上神经切除术（眼神经分支）

经上眉切口，在确认识别眼神经后用止血钳缠绕撕裂。烧灼神经残余部分。建议采用双层闭合（图20.1，文后彩图20.1）。

（二）眶下神经切除术（上颌神经分支）

经上颌前庭入路接近眶下神经。首先显示眶下孔，并在此处识别眶下神经及其周围分支，然后用止血钳缠绕上颌神经并将其从软组织和眶下管内撕脱，烧灼在眶下孔深处的上颌神经残余部分（图20.2，文后彩图20.2）。

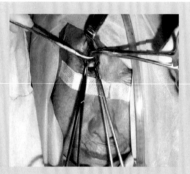

图20.1　经上眉切口切除眶上神经

（Reprinted with permission from Lamichhane NS，Du X，Li S，Poudel DC. Effectiveness of peripheral neurectomy in refractory cases of trigeminal neuralgia.J Orofac Sci 2016；8：86-91.）

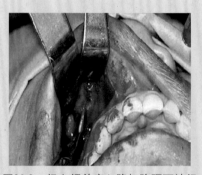

图20.2　经上颌前庭入路切除眶下神经

（Reprinted with permission from Lamichhane NS，Du X，Li S，Poudel DC. Effectiveness of peripheral neurectomy in refractory cases of trigeminal neuralgia. J Orofac Sci 2016；8：86-91.）

（三）下牙槽神经切除术（下颌神经分支）

沿上升支前缘向舌侧和颊侧做切口，然后通过钝器剥离向内侧延深，分开颞肌和翼内肌后即可以确定下颌神经位置。用神经钩将两条粗线绕过神经，并将其在两条线之间断开，烧灼孔深处下颌神经残余部分（图20.3，文后彩图20.3）。

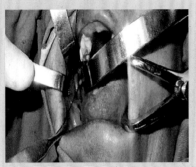

图20.3　下牙槽神经切除术

（Reprinted with permission from Lamichhane NS，Du X，Li S，Poudel DC.Effectiveness of peripheral neurectomy in refractory cases of trigeminal neuralgia.J Orofac Sci 2016；8：86-91.）

九、术后护理

手术后，应在苏醒室监护患者至少几个小时。用数字评分量表记录患者手术前后疼痛程度以评估治疗效果。出院前评估并记录患者的生命体征和神经功能状况。书面出院医嘱包括限制手术当天的活动，常规的抗生素使用，以及告知一旦有任何感染迹象，如发烧、寒战或手术部位出现红斑或硬结，需要及时联系医师。

十、并发症

相应神经支配区丧失感觉不可避免，面部水肿和瘀伤十分常见。尚无其他严重并发症报告。

与经皮或近中枢性手术相比，并发症轻微（表20.1）。

表20.1　三叉神经痛手术并发症

手术方法	并发症	累计并发症发生率（%）
周围支手术	感觉减退、感觉超敏、感觉异常 需要大剂量镇痛药 神经切除术后数天内疼痛持续发作	39.46
经皮手术	角膜反射减弱 痛性感觉丧失 咬肌无力和瘫痪 永久性外展神经麻痹 脑脊液漏 无菌性脑膜炎 颈动脉海绵窦瘘	65.42

续表

手术方法	并发症	累计并发症发生率（%）
近中枢性手术	死亡（0.2%） 脑干梗塞（0.1%） 同侧听力丧失（1%） 感觉迟钝、角膜反射消失 咀嚼无力、感觉异常、声嘶、听力丧失、眩晕或耳鸣 脑脊液漏、听力损失和持续性复视 面部麻木（36%） 持续性感觉异常（15.8%）	10.41

资料来源：Reprinted with permission from V.Yuvaraj，B.Krishnan et al. Effcacy of Neurectomy of Peripheral Branches of the Trigeminal Nerve in Trigeminal Neuralgia：A Critical Review of the Literature J.Maxillofac. Oral Surg，2018.

神经切除术后疼痛复发机制可能涉及同一三叉神经干的其他分支、完整的侧支、神经切除后残留升主干的神经瘤形成，以及脱髓鞘和中枢敏化。

十一、复发

三叉神经根切除手术费用低，并发症轻微，适用于高龄、身体虚弱或有严重全身性疾病、预期寿命有限而症状顽固的患者，术后可能出现的主要问题是自发性外周神经再生和疼痛复发。

报道的第一次眶下神经切除术后疼痛复发发生时间是在12～15个月，第二次是在术后9～12个月。第一次下颌神经切除术后疼痛复发发生时间是在15～18个月，第二次术后平均疼痛复发时间为12.3个月。计算预测的平均疼痛缓解时间与实际无痛持续时间一致。根据高水平文献回顾研究，与近中枢性手术相比，三叉神经周围支切除术的复发率仍然较高（表20.2）。

表20.2　三叉神经痛手术后疼痛复发率

方法	疼痛缓解（%）	疼痛缓解持续时间（年）	复发率（%）
周围支手术	53.13	2	15.34
经皮手术	62.38	2.4	18.33
近中枢性手术	76.062	10	7.81

资料来源：Reprinted with permission from V. Yuvaraj，B. Krishnan et al.Effcacy of Neurectomy of Peripheral Branches of the Trigeminal Nerve in Trigeminal Neuralgia：A Critical Review of the Literature J.Maxillofac. Oral Surg，2018.

在防止周围神经再生方面的尝试，包括使用金箔、银塞、骨、脂肪、骨蜡、钢制螺丝钉和汞合金等材料堵塞神经撕脱处的小管或孔，有助于延长疼痛缓解期，最长可达10年。

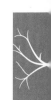

　　总之，因为三叉神经周围支切除术的疗效低于标准神经外科手术，所以不能将其推荐为一种常规手术，然而，它可以为那些不能或不适合神经外科干预的患者提供一种安全有效的治疗方法。无法诊断的中枢性病理机制可以部分解释三叉神经周围支切除术的不完美结果。

参考文献

扫码观看

第二十一章

三叉神经痛的心理影响及治疗

Ketty Thertus

一、疼痛心理学

众所周知，慢性疼痛与痛苦和不良的心理状态相关。疼痛与精神障碍之间关系具有双向性：不良的情感环境既可以是持续性疼痛的原因，也可以是其结果。在疼痛患者的治疗方面，使用生物还原论模型可能是短视的，因为这样不仅会使症状加重，而且会导致患者疏远可以促使功能恢复的治疗。新的疼痛理论与跨学科合作的积极成果，跨越了单纯对生物学因素的关注，为治疗干预提供了基础和支持。本章将回顾与慢性疼痛和三叉神经痛相关的心理因素，以及可用的干预和治疗策略。

为了更好地理解治疗三叉神经痛患者时可能面临的心理挑战，医师必须首先对急性和慢性疼痛的情绪、行为和认知反应的复杂性有所了解。Gatchel描述了不同疼痛阶段之间情感状态的演变。其中，第一阶段的典型情感反应是处于急性疼痛状态下的恐惧、焦虑和不安，而第二阶段则是因持续疼痛超出预期所导致的无助、愤怒和痛苦。从急性疼痛到慢性疼痛的转变导致涉及记忆、注意力、情绪、动机、感知和学习的神经网络发生改变，进而对疼痛感知和整体功能产生影响。身体和情绪症状在相互影响的重叠路径中处理。素质–压力模型可以解释个体情绪反应的演变过程。这些对疼痛的情绪反应会受到患者自身的心理特质及与社会经济状况相关的压力源的影响。

因为疼痛体验是一种受社会心理因素影响的主观状态，所以采用生物心理社会方法治疗疼痛对于功能改善至关重要。正如Engel所述，生物心理社会方法强调关注疾病的心理、社会和行为方面，而不仅是疾病状态的生物学解释。使用这种综合方法治疗疼痛状态的益处是社会心理的输入可以告知医师如何报告和调节疼痛，并且可以阻断药物治疗过程。此外，作为一种慢性压力源，疼痛导致思维过程和行为发生变化，从而使疼痛的负面体验和强度长期持续。生物医学方法无法充分解决慢性疼痛的社会心理后遗症，如人际关系紧张、失业、身份认同破坏及无法参与愉快的活动。诸如愤怒、神经质、心理困扰、与配偶关系的质量、工作不满、治疗前的积极或消极看法、创伤史和适应不良的信念等心理脆弱性与治疗结果不佳有关。而功能衰退与灾难化、自我效能感降低、悲观主义、教育水平低、人格障碍或适应失调史有关。稳定的医患配合会对治疗成功产生积极促进的作用。对使用生物心理社会方法的临床医师来说，疼痛不仅是一个症状，更是一种体验，其中包含了生物、心理和社会变量。这种方法促使医师如同尝试药物或手术治疗一样努力识别会延迟或阻止疼痛缓解或功能恢复的各种因素。

疼痛体验是一个复杂的主观性过程，涉及参与情绪调节和认知的皮层和边缘系统之间不同的神经通路。根据Melzack的"身体–自我神经基质"疼痛理论，个体对疼痛的体验与反应来自不同结构之间的相互作用，疼痛体验来自对与疼痛相关的情绪、认知和内感受器信息具有驱动、处理和传递功能的神经网络，其中涉及丘脑

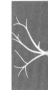

皮层系统、边缘系统和躯体感觉系统。"神经基质"中所包含的区域，如前额叶皮层、脑岛和边缘系统，在重度抑郁症时也会发生功能障碍。此外，由于额叶边缘神经环路的变化，重度抑郁症可能会出现疼痛调节能力减弱。有证据表明，三叉神经痛患者的情绪处理区域同时存在结构和功能方面的缺陷。疼痛缓解可以使额叶皮层和杏仁核区域之间通路问题得到解决。神经化学改变的证据强调大脑对疼痛反应的可塑性和敏感性，可以解释存在的发生心理障碍的风险，同时为治疗干预策略提供信息。

二、精神与心理并发症

虽然目前在检查三叉神经痛患者心理经历和生活质量方面仍然证据有限，但仅有的这些研究已经显示这种病症会增加发生抑郁、焦虑和失眠症的风险。三叉神经痛的疼痛与可诱发特征，如反复发作的、不可预测的剧烈疼痛，以及刷牙、说话、进食和饮水等基本日常活动均可诱发疼痛，对个体的生活质量带来了极大的摧残与损伤。三叉神经痛被视为临床上最严重的疼痛状态之一，是一种以短暂而剧烈并伴有间歇性的重复发作性疼痛为特征的压倒性的感觉体验。疼痛的周期性特征可能导致患者一直处于过度警觉、恐惧随时不期而至的疼痛和回避活动状态。无害刺激，如轻触面部，可能诱发剧烈疼痛，使患者的人际关系受到干扰并导致社交孤立。由于三叉神经痛的高复发率，患者的人际关系和职业生活质量会逐渐下降。有研究显示，在患有口面部疼痛的患者中，有31%患有焦虑症，同时有28%达到抑郁症诊断标准。与非典型面部疼痛相比，三叉神经痛和慢性面部疼痛的疼痛强度更高，所以报道的发生抑郁、焦虑和残疾程度水平也相应增高。

在Allsop等于2015年采用小组讨论方式进行的一项关于三叉神经痛患者的主观体验的定性评估研究中，研究者识别出困扰患者的几个主要问题：①诊断和支持；②生活在对疼痛的恐惧中；③孤立和回避社交；④药物不良反应的负担和寻求治疗。研究提供的患者选择引述高度强调疼痛、孤立和药物不良反应带来的痛苦：

犹如有人无缘无故打了你的脸，而你只想还击。

我甚至不能在孩子或丈夫面前喝茶，因为我觉得自己看起来像个怪物……你在疼痛时会感觉你已经被扭曲了。

我放弃了从事煤气工作，我无法保证我能集中精力去做这项工作……我无法集中注意力，切掉了三根手指……我当时在想着疼痛而不是我正在做什么……

我无法计算，我失去了心算能力，它消失了，我无法思考……所以，它确实影响了我……

慢性疼痛障碍时的焦虑引发的疼痛阈值和耐受性降低会导致患者对疼痛的敏感性增加，而抑郁和焦虑又可以通过躯体放大、误释和自主神经过度活跃进一步加重躯体症状。愤怒是疼痛患者的常见反应，并且与高水平的疼痛、抑郁和残疾之间发生相互作用。焦虑或愤怒可能发生在疼痛的初始阶段，起源于经常发生的诊断延误，也可能发生在随后的治疗阶段，而来自药物的不良反应。

睡眠与疼痛之间的关系在文献中经常被描述为双向和相互作用。睡眠障碍会通过强化负面影响间接增加疼痛，而后者则会进一步加重失眠。睡眠不足对疼痛的直接影响是阻断内源性阿片类物质生成或其他疼痛通路改变而导致痛觉过敏。疼痛强度和抑郁情绪是睡眠质量低下的常见预测因素，而睡眠中断则始终预示着慢性疼痛的恶化。一直以来，人们认为三叉神经痛不会使患者从睡眠中觉醒，然而，目前有大量证据显示，疼痛可能会使患者夜间觉醒，从而扰乱睡眠。有55%~80%的非恶性慢性疼痛患者报告存在睡眠障碍。在1个神经性疼痛样本中，有68%的患者存在"严重或十分严重的睡眠障碍"，几乎2/3的三叉神经痛患者会经历由无害感觉触发的觉醒。一项针对口面部疼痛患者的调查研究显示，有22.6%的三叉神经痛患者报告存在与疼痛相关的觉醒。而另一项有伴侣参与的针对三叉神经痛患者的调查显示有31%的患者因疼痛而觉醒。

由于报道中慢性疼痛患者的自杀率是普通人群的2~3倍，因此有必要对其自杀风险因素进行调查。一般性的自杀风险因素包括所有类型心理疾患、自杀家族史、性别（男性）、未婚关系状态、低社会保障、疾病、失业、社会或经济状态的破坏性变化、药物滥用、人格障碍、获得枪支、最近出院、独居、高龄、白种人种族和既往自杀企图。失眠和长期疼痛会导致慢性疼痛患者产生自杀意念的风险增加。换而言之，与普通人群相比，慢性疼痛患者的自杀意念与企图自杀史的发病率更高。敏感时期包括患者已经意识到或正在面临较低的康复机会或手术干预失败时，即使患者的抑郁、焦虑和药物滥用已经得到控制也不能消除这种增高的风险。悲痛与逃避可能会增加自杀的风险。悲痛与抑郁是关于自杀意念的发生和严重程度的两个最恒定的预测因素。一项研究发现，与健康对照组相比，慢性疼痛患者中有自杀计划和自杀危险因素的人数比率增高5倍，有企图自杀史的人数比率增高1.6~3.25倍。处于康复阶段的慢性疼痛患者的其他自杀风险因素还包括存在工伤补偿和法律诉讼。

尽管三叉神经痛历来被称为"自杀性疾病"，然而就其自杀相关的死亡率方面目前尚无确凿数据。三叉神经痛的自杀风险方面的数据应该与其他类型头痛综合征的研究数据相关，如偏头痛和丛集性头痛。一项前瞻性研究发现，丛集性头痛患者在发作期间被动和主动的自杀意念、自杀计划和自杀企图均明显增加。疼痛发作前的自杀意念预示发作期间的自杀意念。更多头痛相关的功能影响和更长的病程也与自杀意念有关。原发性头痛占所有原因自杀率的1%，丛集性头痛和偏头痛占其中70%~80%，而丛集性头痛的风险似乎高于偏头痛。一项病例分析研究显示，有2%的丛集性头痛患者曾经企图自杀。尽管三叉神经痛在任何国家都不是头痛相关自杀的首位原因，然而在另一项名为Trejo-Gabriel-Galan的针对神经科医师的回顾性研究中，研究者发现三叉神经痛占头痛相关企图自杀者的25%。此外，还有研究者注意到，丛集性头痛经常会伴有烦躁不安和增加的精神运动行为，相比之下，三叉神经痛多伴有运动行为减少，这可能会降低企图自杀的风险。从上文讨论的Allsop等的综述中可以得到两句来自患者的强调自杀意念的描述"如果我不能吃药，我宁愿自杀"和"我可能会向我的头部开枪，因为疼痛实在太严重了"。

　　建议临床医师使用通用预防措施指南对慢性疼痛患者的风险因素进行评估、管理和分层。一项针对慢性非癌症疼痛患者的回顾性研究表明，使用通用预防措施可以检测、阻止和减少自杀行为。预防措施中对抑郁症的筛查有助于干预措施的实施，进而改善健康状况。但是，这种筛查目前还存在一定的局限性，因为许多自杀患者在死亡前1个月内见临床医师时会否认存在自杀意念，目前尚不清楚筛查是否会降低自杀率。虽然并非所有患者都喜欢接受询问，但大多数患者对此还是可以欣然接受，因为这些想法通常能够代表他们所经历的、正在寻求帮助的痛苦。询问有助于减少患者的孤立感，并且这种无偏见的公开询问还可以为正在痛苦中挣扎的患者带来宽慰。临床医师的询问内容应该包括患者目前的想法、获取信息的方法和不稳定的症状，如疼痛或失眠的急剧恶化，以及因绝望而导致的压力或损失。评估内容还应该包括对保护性因素的分析，如对亲人、宠物或工作的责任感、宗教信仰和社会保障。有迫切的意图或计划而又无法控制自己冲动的患者应该尽快接受心理健康医师的评估。

　　因为被推荐作为治疗三叉神经痛的一个组成部分的抗惊厥药物会在认知或精神方面产生不良反应，所以临床医师在应用过程中需要对此保持关注和及时评估。虽然某些抗癫痫药，如卡马西平、丙戊酸盐、拉莫三嗪和奥卡西平具有稳定情绪的作用，然而，在服用抗癫痫药物的患者中，自杀倾向在统计学上明显增加。与此同时，也有其他研究发现了药物的保护作用，表现为自杀行为的发生率和严重程度的降低，其潜在原因可能是来自症状的缓解。加巴喷丁和拉莫三嗪可能导致儿童和成年患者的学习障碍或智力缺陷。拉莫三嗪、苯妥英和卡马西平可能会导致失眠。已经发现苯妥英诱发脑病的病例，而且中毒浓度的苯妥英还可能诱发精神症状。托吡酯与抑郁症状的产生有关。有个例报告显示巴氯芬与行为去抑制和药物诱发躁狂症有关。巴氯芬戒断可能会出现谵妄和精神错乱。服用抗惊厥药物的患者会描述出现记忆力、专注度、注意力、思维活动和运动速度方面的缺陷，而联合用药会进一步加剧这些缺陷。三叉神经痛治疗药物的不良反应是造成患者心理困扰以及社会和职业功能障碍的潜在因素。在Allsop等的综述中，被治疗时产生的认知方面不良反应所困扰的患者经常描述其工作业绩下降、因事故或被指控药物成瘾而辞职。

三、精神状态筛查

　　在长期追踪疼痛患者时，需要采用针对性的精神状态检查手段对患者精神功能进行评估。通过关注患者的情绪、情感、思维内容、思维过程和感知能力，医师可以发现在存在的问题中哪些可能影响治疗、哪些可能需要进一步评估与干预及哪些可能是某些处方药物的直接结果。精神状态检查由主观（患者报告的症状）和客观（医师观察到的体征）两种要素构成。在一次诊视中，医师不仅需要观察患者精神状态的客观要素，如情感和思维过程，同时还需要通过有针对性的询问对仅凭观察无法确定的方面加以了解，如情绪、自杀意念或对治疗的担忧。精神状态检查记录为医师随后在特定症状的诊疗上提供有益的参考。

四、心理评估

决定何时安排患者接受心理评估取决于多个因素，其中包括患者的兴趣和动机水平。其他的限制因素还包括是否有合适的医师、患者所在地区或保险覆盖。很多时候，只有当慢性疼痛患者已经发展到出现适应不良的认知和行为时，或者在医治过程中遇到挫折而产生不信任或愤怒时才会被安排接受心理评估。总体来说，慢性疼痛的患者通常都需要接受心理评估，其特异性指征包括：

· 当观察到或怀疑有心理障碍时。

· 恢复不充分，如症状持续时间超过典型时间范畴，治疗无效，或无法用生理学发现解释的疼痛主诉。

· 滥用药物或非正常使用处方药。

· 存在发生严重精神症状的先兆。

· 丧失对治疗的依从性。

· 疑似认知障碍。

· 患者处于极差的身体状态。

· 施行大手术，有创治疗或开始慢性阿片类药物治疗之前。

疼痛患者的治疗过程共分为初级、二级和三级3个阶段。初级阶段治疗的主要目标是控制急性疼痛及疼痛症状。心理干预在初级治疗中的作用是缓解急性疼痛所产生的压力，而在治疗的第二级和第三级，尤其是当疼痛持续或复发时，它会发挥更有针对性的作用。心理干预在二级治疗中的目标是防止身体机能衰退并避免社会经济心理障碍的进展，而在三级治疗中的目标则是预防或缓解永久性残疾。

在诊疗过程中，医师首先需要了解患者对治疗的期望，提供以患者为中心的治疗理由，并分析患者对所推荐干预措施的理解程度。这个过程要求医师对他或她表达的信息展示出满意的态度，以避免患者由于寻求心理治疗或可能认为其疼痛程度被降低或被视为不"真实"而产生耻辱感的风险。向患者传达核心要素是心理治疗的目标之一，其中包括了解患者的想法、信仰及塑造应对能力的模式，以便赋予患者能够改善那种会加剧疼痛的消极思维与评估模式的能力，减轻疼痛强度并增强行为和技能，从而使功能状态、自尊和幸福感得到改善。此外，对于任何一个头痛患者，无论其是否有任何其他精神病史，紧张可能已经占据个人生活中心理活动的主要位置。持续性头痛所产生的压力可能会压倒现有的应对机制，使它们变得不充分，因此患者可能需要学习新的应对机制。此外，心理治疗师还需要帮助患者提高与家人或他人之间的人际交往能力，并帮助他们去发现能够实现的切合实际的个人目标和活动方法。建立积极的情绪状态、培养自信感和自我效能感以及掌握分散注意力或放松的能力均有助于降低对疼痛的敏感性。

医师在以减少残疾、不适和痛苦为心理治疗目标，追求提高患者对心理治疗干预的"认同感"的同时，还需要与患者进行积极性交流，以评估他们是否已经为转变为更主动的方式做好准备，交流内容包括治疗计划的讨论和确定一些小目标。

五、心理治疗方式

尽管药物和手术治疗仍然是治疗三叉神经痛的主要方式，但是当存在顽固性疼痛、疼痛应对能力受限、精神并发症或功能下降时则可能需要考虑更多的治疗策略。心理因素产生的对疼痛应对方面和疼痛的神经生理体验方面的作用的相关证据均支持心理干预措施的使用。心理治疗应用的限制主要包括临床医师并非经常会考虑到这种治疗方式，医疗健康保险管理部门拒绝对跨学科治疗给予赔付及患者对心理治疗可能妨碍就业方面的担忧。在心理治疗方面，现有多种治疗方法可供使用，包括行为疗法、认知疗法、生物反馈疗法、认知行为疗法（cognitive behavioral therapy，CBT）、接纳与承诺疗法及正念疗法。行为疗法侧重于在影响个人环境以及疼痛缓解的疼痛适应不良与良好适应疼痛两种行为之间产生平衡作用。接纳与承诺疗法旨在提高自我同情、心理适应以及接受和管理压力源的反应能力。正念疗法是通过减少压力来帮助患者摆脱痛苦并改善在日常活动中的存在感。有证据表明，这些干预措施可以降低医疗保健资源的使用率，缓解疼痛、痛苦和残疾，并改善合并精神疾病患者的预后。有些患者可能不会受益，或者可能在初步稳定后出现症状复发。通过主动性交流以评估患者的兴趣可能会提高患者对治疗的依从性和反应。治疗方式的选择可能会受到患者的个人偏好或治疗方式的可用性方面的影响。

现在认知行为疗法和其他心理干预措施治疗神经性疼痛方面目前仍然证据有限。尽管认知行为疗法是现阶段治疗慢性肌肉骨骼疼痛性疾病的主要心理干预措施，然而，评估该疗法治疗神经性疼痛的随机对照试验数量却很少见，目前尚无认知行为疗法治疗三叉神经痛的研究报道。在一篇针对认知行为疗法治疗神经性疼痛的Cochrane综述中，作者采用了两个小型研究，其中一个是治疗灼口综合征，另一个是治疗脊髓损伤，研究结果显示认知行为疗法治疗神经性疼痛在疗效方面的证据并不充分。作者指出，纳入的两个研究因为样本量太小而无法进行统计分析，而其他许多试验又不符合综述的纳入标准。该综述强调需要针对神经性疼痛进行随机对照试验。虽然在研究方法和在治疗一些特定疾病的证据强度方面可能仍然存在局限性，但认知行为疗法治疗慢性疼痛已经在疼痛体验方面显示出积极作用。一项关于认知行为疗法治疗慢性疼痛（不包括头痛障碍）与候补对照的比较性荟萃分析研究结果显示，认知行为疗法可以改善患者的疼痛体验、认知应对与评估、疼痛行为、情绪和社交功能。采用认知行为策略治疗头痛障碍已有大量证据，两项小型研究还提示接纳与承诺疗法可能也是治疗头痛的有效方法。口面部疼痛患者出现的回避行为，如避免张口、面部接触或社交活动，是心理干预的潜在目标。针对三叉神经痛的精神并发症，如抑郁症、焦虑症或失眠症等，无论是既往存在的或是疾病所导致的，心理治疗都将带来进一步的改善，或者说，认知行为干预会对这些临床症状产生治疗作用。在评估认知行为疗法治疗慢性疼痛障碍导致的失眠（认知行为疗法–I）方面，现有的少量几篇针对肌肉骨骼疾病（骨关节炎、颈部和背部疼痛）和纤维肌痛的小型研究结果一致显示，认知行为疗法治疗后睡眠的多个方面都有所改善，如睡眠潜伏期和总觉醒时间。尽管在疼痛强度方面未见显著变化，然而，在一项比较认知行为疗法组与非认知行为疗法组疗效的综述中，研究者发现，在他们的研究中疼痛强度降低的效应量差异有利于认知行为疗法治疗组。接受认知行为疗法-I治疗的慢性偏头痛患者的头痛频率降低，睡眠参数改善，而且这种疗效在治疗结束后仍然得到了进一步改善。在治疗有神经性疼痛和睡眠障碍的患者时可能需要将针对疼痛的药物疗法与行为治疗联合应用，以期获得最佳疗效。

六、其他支持模式

由于存在训练有素的医师数量不足，地域不同、预约就诊时间及心理治疗保险覆盖面均等性等一系列问题，医师在将患者转给专科医师接受针对性治疗时会面临诸多限制。为了应对这种挑战，基于网络的干预措施应运而生。目前，已经开放的互联网认知行为疗法-I应用程序，如Sleep Healthy Using the Internet（SHUTi）可以帮助受疼痛干扰的患者管理失眠。处方数字疗法（prescription digital therapeutics，PDTS），如"SHUTi"（现注册商标为Somryst），以及通过curablehealth.com等网站提供的心理教育和认知行为干预既可以作为面对面治疗的补充，也可以作为无法得到面对面治疗时的额外支持。此外，还有已经研发的针对疼痛的课程可用以提供有关疼痛的信息、跟踪症状和培养自我治疗策略。然而，在这些课程的推荐方面尚无明确的临床指南，而且不同的应用程序和网站之间在内容上存在很大差异。针对多种疼痛自我管理项目进行的系统评估发现，这些项目并不能取代面对面治疗，而且在针对疼痛的疗效及适应的疼痛类型方面仍有待确定。就现阶段的实际情况而言，这些项目尚存在一定的局限性，包括缺乏针对不同文化背景患者的相应的干预措施，并且大多数项目没有提供关于自我管理核心技能的综合指南，因此除了大多数项目所需的费用外，技术获取和能力的差异可能会进一步扩大慢性疼痛患者经常面临的社会经济获取差距。根据患者的个性化需求，医师可以推荐采用网络

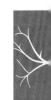

课程作为以患者为中心的治疗计划的一部分。三叉神经痛支持组是由非营利性的面部疼痛协会等组织提供的另一种可供患者选择的医疗资源。

　　总之，三叉神经痛仍然是一种令人难以忍受而且极具挑战性的疾病，原因包括生活质量改变、疼痛的解剖位置、延误的诊断、医疗干预的潜在负担和受限及身体机能水平的下降等。到目前为止，在三叉神经痛或其潜在心理后遗症的治疗和干预措施方面的证据数量和类型都存在一定的局限性，很多内容仍尚待调查。然而，有研究提示参与疼痛和情感处理的大脑区域对音乐、正念练习、认知行为疗法、体育活动和祈祷等各种干预措施表现出神经的可塑性改善。所以，在治疗这类疾病时需要考虑多种模式相结合和跨学科合作，以减少患者痛苦并提高生活质量。

● 参考文献 ●

扫码观看

第二十二章

治疗流程推荐

Miles Day, Alaa Abd-Elsayed and Ben Ashworth

一、三叉神经痛

初见三叉神经痛的治疗流程似乎很容易产生望而生畏的感觉，但当医师在三叉神经疾病治疗方面拥有一定的工作经验之后，这一流程就变得简单明了（图22.1）。对于原发性三叉神经痛，无论是否存在神经血管压迫，均从药物治疗开始，并遵循药物治疗流程。当药物治疗无效时，则需要考虑其他治疗手段。如果存在神经血管压迫，可根据患者年龄及是否存在并发症确定手术方式。如果患者拒绝手术或因并发症不适合手术，则应考虑经皮介入干预措施。神经调控技术通常用于上述疗法无法治疗的病例。针对没有神经血管压迫的患者，治疗手段相似，只是极少考虑采用显微血管减压手术。

对于继发性三叉神经痛应该首先考虑针对性的病因治疗。针对外伤、疱疹和多发性硬化症引起的三叉神经痛，当药物治疗无效时，与原发性三叉神经痛的治疗流程一样，也可以考虑介入治疗手段。部分切除肿瘤即可以有效地缓解疼痛，当存在手术禁忌时，可以考虑放射疗法和药物治疗。

急性三叉神经痛加重可以按照急性加重治疗流程进行治疗。

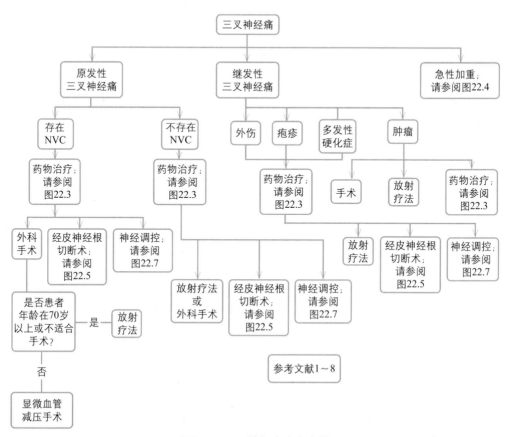

图22.1　三叉神经痛治疗流程

二、三叉神经病理性疼痛

三叉神经病理性疼痛与三叉神经痛之间的区别在于其病因起源于三叉神经系统（神经核、神经节或外周分支）的意外或有意损伤（图22.2）。意外损伤的原因包括中风和外伤。由三叉神经痛治疗引起的有意的三叉神经损伤可导致去传入神经痛和痛性感觉缺失，其症状通常比最初的三叉神经痛更为严重。无论是哪种类型损伤，初始均是采用药物治疗，当药物治疗无效时再考虑以三叉神经周围分支或中枢成分（三叉神经节和尾状核）为靶点的介入治疗手段。在主要作者的培训资料中，他们不建议对受损的神经节或周围神经进行常规射频治疗。将神经调控技术保留给顽固性病例。

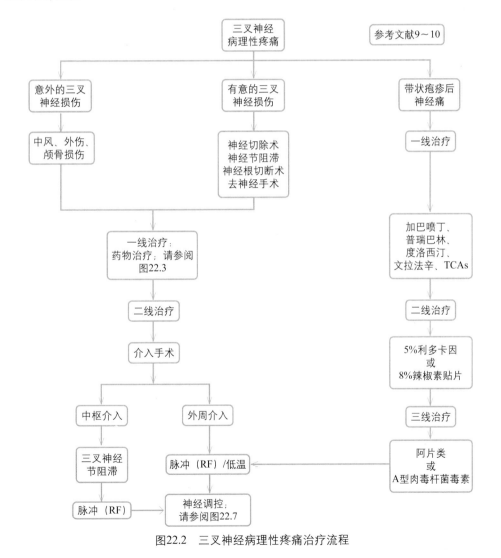

图22.2 三叉神经病理性疼痛治疗流程

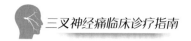

三、药物治疗三叉神经痛

三叉神经痛和三叉神经病理性疼痛的治疗流程均始于药物治疗（图22.3）。

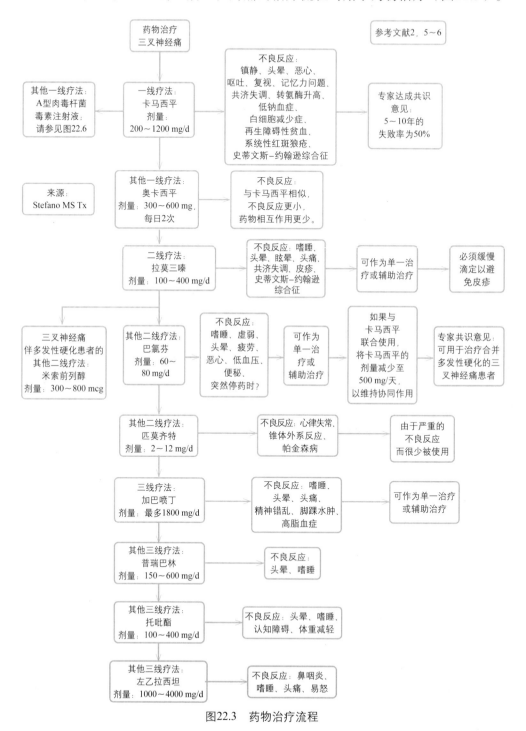

图22.3 药物治疗流程

该流程的递进是基于患者对药物的反应程度和（或）存在难以忍受的不良反应。每个治疗水平都有多种治疗方式可供选择。需要定期对治疗的适当性进行评估。有些疗法可能需要定期抽血以监测可能潜在的异常情况，如奥卡西平可能引起的低钠血症。

四、急性加重

三叉神经痛患者可能会出现急性症状加重而需要及时得到治疗。相应的治疗流程始于评估是否存在黏膜扳机点（图22.4）。如果存在扳机点，则首先选择鼻内施用8%利多卡因，当8%利多卡因无效时可以使用其他浓度。主要作者一直使用雾化局部麻醉剂作为偏头痛的救急治疗手段，并且指导患者在家中安全使用这种治疗方式。根据治疗反应决定是否需要进一步采用扳机点局部麻醉剂注射。如果前两项措施未能实现持久的疼痛缓解效果，则需要考虑肉毒杆菌毒素注射。

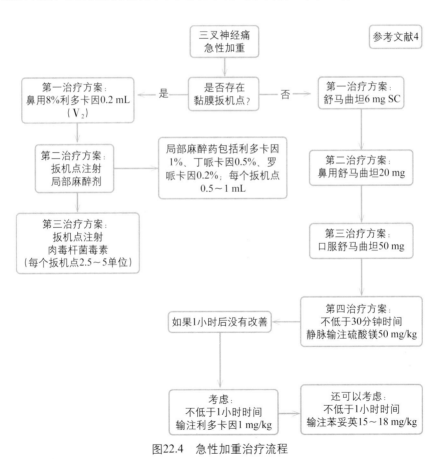

图22.4　急性加重治疗流程

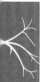

当不存在黏膜扳机点时，舒马曲坦皮下注射是一线治疗手段，如果剂型无效或不可用，则可以使用鼻腔和口服剂型，并根据这些剂型的疗效反应为患者提供家用处方。在第四种使用静脉注射方式的治疗方案中应该首先考虑使用硫酸镁，其后是利多卡因，最后是苯妥英。

五、经皮神经根切断术

在诊断性阻滞成功后，医师必须抉择适当的手术方式以获得长期疼痛缓解（图22.5）。有多种技术可供选择，医师需要根据自己的能力、可用设备、可用药物和风险收益比做出决断。前面的章节已经涵盖这些手术技术及其相关证据。

六、A 型肉毒杆菌毒素

近年来，A 型肉毒杆菌毒素（肉毒杆菌毒素-A）注射已演变成为微创治疗三叉神经痛的方法之一。与其他治疗流程一样，必须在药物治疗疗效下降或失败的前提下才可以考虑启动A型肉毒杆菌毒素治疗（图22.6）。初始剂量为2.5 U/cm²，如果治疗成功，该剂量可用于进一步治疗。如果治疗4周后仍未见疗效或疗效不充分，则给予2.5 U/cm²的加强剂量，如果有效，5 U/cm²的剂量可用于进一步治疗，如果加强剂量依然失败，则应考虑其他模式的有创疗法。

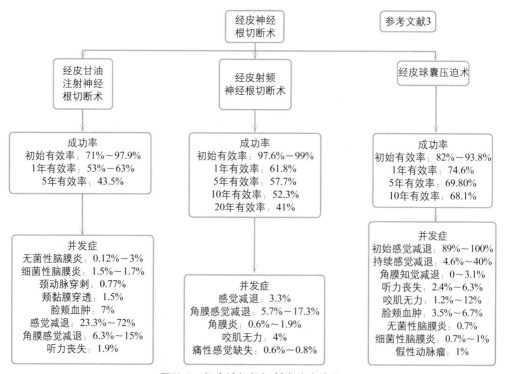

图22.5　经皮神经根切断术治疗流程

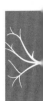

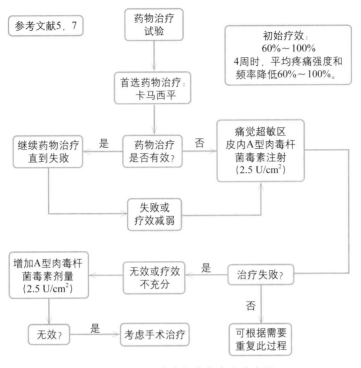

图22.6 A型肉毒杆菌毒素治疗流程

七、神经调控

针对三叉神经痛和三叉神经病理性疼痛患者，当肉毒杆菌毒素注射和神经根切断术等保守和微创疗法无效时，可以考虑神经调控治疗（图22.7）。神经调控治疗靶点包括三叉神经的周围分支和中枢结构。在外周方面，可以采用经皮神经电刺激和三叉神经分布区皮下电极植入，而中枢结构的电刺激则是通过运动皮层、丘脑、三叉神经节和三叉神经尾核的电极植入来完成。

八、类似三叉神经痛的头痛类疾病

有许多头痛类疾病与三叉神经痛类似，其中包括偏头痛（图22.8）和三叉自主神经性头痛：丛集性头痛（图22.9）、阵发性偏侧头痛（图22.10）、SUNCT/SUNA（图22.11）、连续性偏侧头痛（图22.12）和持续性特发性面部疼痛（图22.13）。治疗流程通常从药物治疗开始，针对一些特殊病例可能包括微创手术治疗。持续性特发性面部疼痛的治疗药物与前文介绍的治疗神经病理性疼痛的药物相同。

总之，三叉神经痛的治疗与相关诊断流程在辅助医师治疗这种严重影响生活质量的疾病时考虑到所有治疗途径方面具有重要意义。每当进行下一步治疗之前，都应该对当前治疗再次进行评估。当治疗受到限制时医师应当考虑转诊。

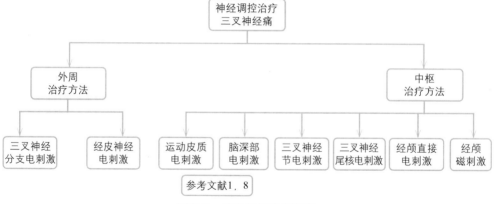

图22.7 神经调控治疗流程

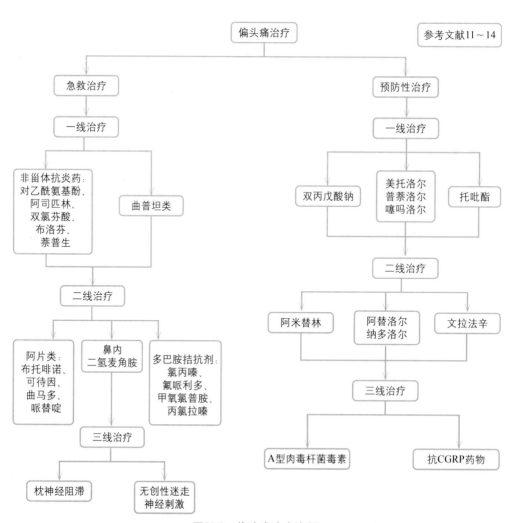

图22.8 偏头痛治疗流程

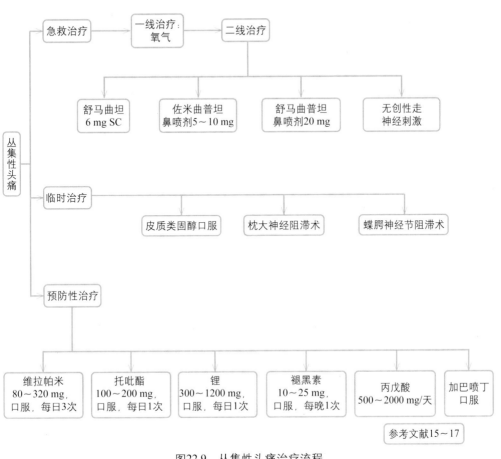

图22.9 丛集性头痛治疗流程

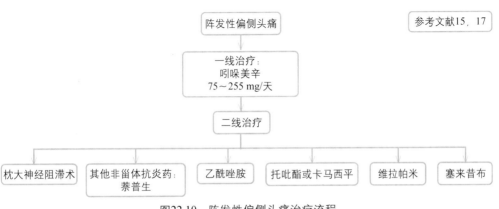

图22.10 阵发性偏侧头痛治疗流程

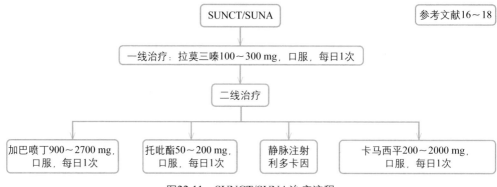

图22.11　SUNCT/SUNA治疗流程

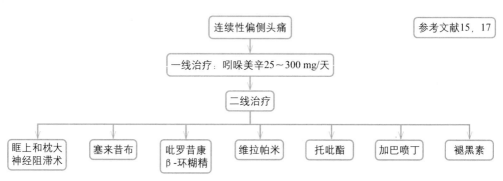

图22.12　连续性偏侧头痛治疗流程

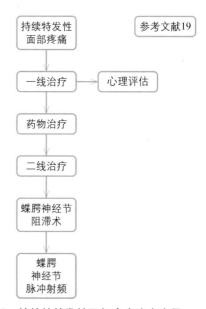

图22.13　持续性特发性面部疼痛治疗流程

参考文献

扫码观看

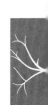

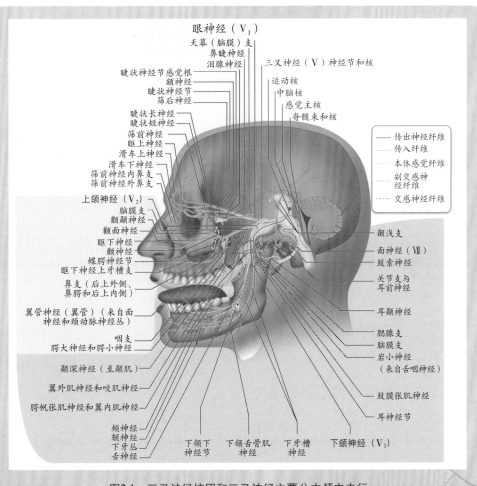

图2.1　三叉神经核团和三叉神经主要分支颅内走行

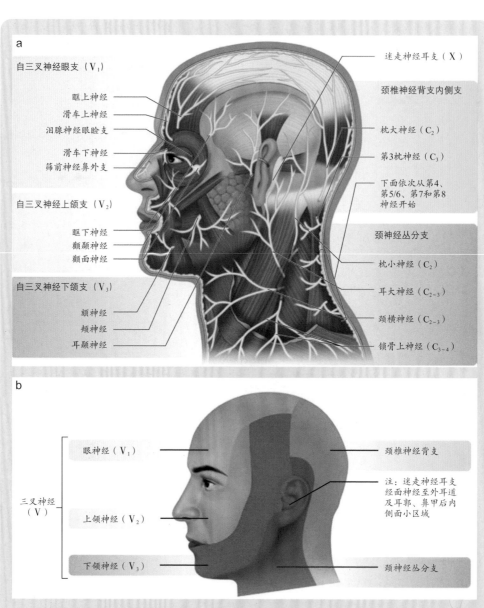

a

自三叉神经眼支（V₁）

睚上神经
滑车上神经
泪腺神经眼睑支
滑车下神经
筛前神经鼻外支

自三叉神经上颌支（V₂）

睚下神经
颧颞神经
颧面神经

自三叉神经下颌支（V₃）

颏神经
颊神经
耳颞神经

迷走神经耳支（X）

颈椎神经背支内侧支

枕大神经（C₂）
第3枕神经（C₃）

下面依次从第4、第5/6、第7和第8神经开始

颈神经丛分支

枕小神经（C₂）
耳大神经（C₂₋₃）
颈横神经（C₂₋₃）
锁骨上神经（C₃₋₄）

b

三叉神经（V）

眼神经（V₁）

上颌神经（V₂）

下颌神经（V₃）

颈椎神经背支

注：迷走神经耳支经面神经至外耳道及耳郭、鼻甲后内侧面小区域

颈神经丛分支

a.头部和颈部的皮肤感觉支；b.头部和颈部皮肤节段感觉的分布。

图2.3　头颈部皮肤感觉支解剖结构示意

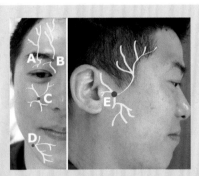

A：眶上神经从眶上孔出颅；B：在眶上缘下方走行的滑车上神经；C：眶下神经从眶下孔出颅；D：颏神经从颏孔出颅；E：在耳前区走行的耳颞神经。

图9.1　三叉神经浅表阻滞靶点

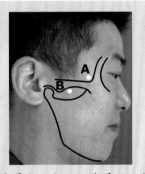

A：颧骨上入路；B：颧骨下入路。

图9.2　下颌神经和上颌神经阻滞的进针部位

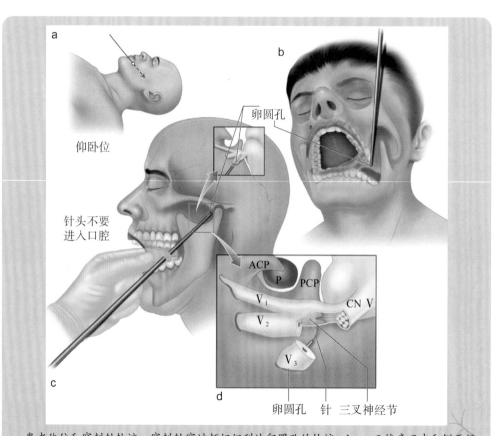

a. 仰卧位

卵圆孔

针头不要
进入口腔

a

b

c

d

ACP

P

PCP

V₁

V₂

CN V

V₃

卵圆孔　针　三叉神经节

a.患者体位和穿刺针轨迹，穿刺针穿过颊组织到达卵圆孔的轨迹；b、c.三维旁正中和侧面视
图，注意：避免穿刺针进入口腔；d.穿刺针在三叉神经节的最终位置。通过仔细操作可以选
择性损伤单个三叉神经分支。ACP：前床突；CN：脑神经；P：垂体；PCP：后床突。

图10.1　艺术图示穿刺针植入卵圆孔行射频热凝术

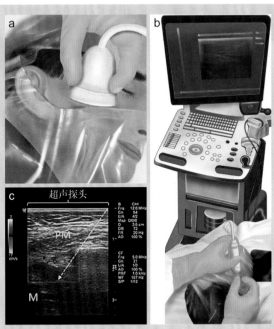

a.超声探头位于颧弓尾端，并向头端成角，以便于观察颧骨下方的目标区域；b.穿刺针与传感器成一直线；c.超声图像代表横向视图，图像顶部显示超声探头位置。虚线：穿刺针轨迹；PM：翼外肌；M：上颌骨。

图10.4　彩色血流多普勒识别上颌动脉

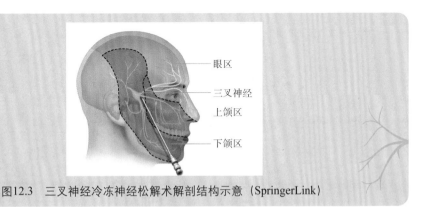

图12.3　三叉神经冷冻神经松解术解剖结构示意（SpringerLink）

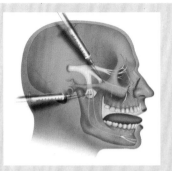

图13.3　在上颌根和下颌根注射肉毒杆菌毒素

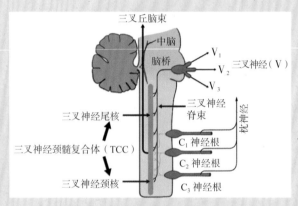

图15.1　三叉神经和颈髓神经之间连接示意

（Reprinted with permission from：Antony A，Mazzola A，Dhaliwal G，Hunter C.Neurostimulation for the treatment of chronic head and facial pain：A literature review.Pain Physician 2019；22：447-477.）

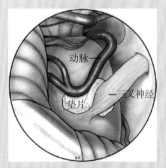

图19.2　手术分离血管与三叉神经

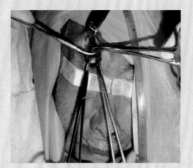

图20.1 经上眉切口切除眶上神经

（Reprinted with permission from Lamichhane NS，Du X，Li S，Poudel DC. Effectiveness of peripheral neurectomy in refractory cases of trigeminal neuralgia.J Orofac Sci 2016；8：86-91.）

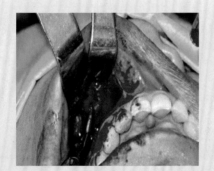

图20.2 经上颌前庭入路切除眶下神经

（Reprinted with permission from Lamichhane NS，Du X，Li S，Poudel DC. Effectiveness of peripheral neurectomy in refractory cases of trigeminal neuralgia. J Orofac Sci 2016；8：86-91.）

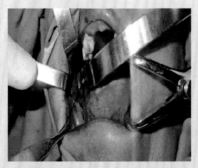

图20.3 下牙槽神经切除术

（Reprinted with permission from Lamichhane NS，Du X，Li S，Poudel DC.Effectiveness of peripheral neurectomy in refractory cases of trigeminal neuralgia.J Orofac Sci 2016；8：86-91.）